善意与温度

——实用医疗用语指导

黄红中 著

KINDNESS AND WARMTH

SPM 南方传媒 | 广东经济出版社

·广州·

图书在版编目（CIP）数据

善意与温度：实用医疗用语指导 / 黄红中著. —广州：广东经济出版社，2023.6

ISBN 978-7-5454-8773-2

Ⅰ. ①善… Ⅱ. ①黄… Ⅲ. ①医药卫生人员－语言艺术 Ⅳ. ①R192

中国国家版本馆CIP数据核字（2023）第063847号

责任编辑： 陈念庄　吴泽莹　许　璐　黄玥妍
责任校对： 黄思健
责任技编： 陆俊帆
封面设计： 杨　艺

善意与温度——实用医疗用语指导
SHANYI YU WENDU——SHIYONG YILIAO YONGYU ZHIDAO
出版发行： 广东经济出版社（广州市水荫路11号11～12楼）
印　　刷： 广东鹏腾宇文化创新有限公司
（珠海市高新区科技九路88号七号厂房）

开　　本： 889㎜×1194㎜ 1/32　**印　　张：** 8.125
版　　次： 2023年6月第1版　**印　　次：** 2023年6月第1次
书　　号： ISBN 978-7-5454-8773-2　**字　　数：** 156千字
定　　价： 65.00元

发行电话：（020）87393830　编辑邮箱：gdjjcbstg@163.com
广东经济出版社常年法律顾问：胡志海律师　法务电话：（020）37603025
如发现印装质量问题，请与本社联系，本社负责调换

Preface 序言一

2022年12月23日，感染新型冠状病毒后倒头就睡的我，被一阵电话声唤醒。我睁开眼睛一看，是黄红中老师打来的电话，心想，这么晚了，一定是有什么急事吧。我接通电话，电话那头传来他洪亮的声音。他告诉我，因在疫情防控隔离点工作，有些忙，特别是穿上防护服后，不方便打电话，故晚上打扰。他说想请我给他的一本新作写一个序言，书的内容主要是关于医务人员在医疗工作中的用语规范，核心思想是医务人员须依法执业，规范行医，在医患沟通过程中充分履行让患方知晓、知情、同意的义务，提倡使用善意、有温度的医疗用语，加强医学人文关怀。接完电话，尽管我整个人是晕的，几乎接近思维停滞状态，但我还是感动于一个医务工作者在烦琐的日常工作与特殊时期极大的防疫压力下，还有关心患者感受、关心患者精神需求的心绪和情怀。

医患关系是整个医疗领域最为基础的关系。在个人层面上，它关系到医务人员在医疗过程中的成就感与使命感，关系到患者在医疗过程中的安全感与满意度；在社会层面上，它关系到医患双方的相互信任与尊重以及医患之间的和谐；在国家层面上，它关系到我国医疗体制改革与医疗卫生事业发展的最终成效，也是医改成败最直接的试金石。

我国的医患关系虽然在医疗服务市场化改革并最终回归公益性的过程中，呈现出了部分不尽如人意的样态，但总体情况是医患双方相互理解，尊医爱患。特别是在新冠疫情发生的三年期间，医务人员冲在最前线，这个群体值得我们去尊重与爱护。

然而，在医患关系中，我们同样需要悉心呵护另一方当事主体，即患者，关注他们的感受与精神需要。在法律上，医患双方的地位是平等的，但基于医患双方信息不对等及患者身体弱势等原因，医患双方在诊疗过程中的力量是极度不平等的。患者是求助方，医生是施救方；患者是门外汉，医生是医疗领域的专才。当然，也有不同的观点认为医务人员在特定情境下是弱势群体，他们需要更多的保护。但在一个正常的社会关系中，患者相对而言可能更弱势，在强调医患关系规范性、保护医患双方合法权益的同时，我们同样要凸显医患关系的伦理性。医患关系的伦理性强调的是不伤害原则、有利原则、尊重原则及公正原则，其核心思想是有利于患者的健康与人格尊重。

在医疗过程中，医生看病有三大武器，一是药物，二是手术刀，三是语言。药物和手术刀是技术层面的治疗工具，它们只有工具属性，而语言，则是直达患者心里，直接慰藉患者心灵的良药。医学作为“仁术”的本质决定医务人员必须重视医疗用语。“良言一句三冬暖，恶语伤人六月寒。”语言是体现医学伦理性最鲜活的元素。

黄红中老师曾在医院的多个部门工作，对一线医务人员充满着关切情怀，也切实了解一线医务人员的实际情况。不管在哪个部门工作，他总能与一线医务人员融洽相处；在与患者的关系处理过程中，也总处处为患者着想，据说在处理医疗纠纷中还经常收到锦旗与表扬信。2022年，本人担任修订《广东省医疗纠纷预防与处理办法》项目的负责人，黄红中老师也是项目组的专家成员，他在修订工作中非常重视尊医爱患理念的体现。

黄红中老师根据自己多年的实践经验，对医疗用语的沟通原则、法律属性、情绪管控、礼仪与禁忌等内容进行了全面分析与研究，强调医务人员在依法执业、规范行医的过程中不应是机械与冰冷的，而应是带有善意和温度的。在医患沟通过程中，医务人员应充分履行对患者或其家属的告知义务，提倡使用善意、有温度的医疗用语，加强医学人文关怀。本人作为一个多年研究医事法学的大学教授，对黄红中老师的理念是非常认同的，故也非常乐意为黄红中老师的新书作序。

本书对常用的医疗用语、用语场景进行了分类，并对用语原则、用语禁忌等做了详细介绍，以大量的案例进行分析，为医疗用语的规范提供了很好的经验借鉴和实践指导。

期待本书能够为更多的医务工作者提供有益的指导和帮助。

肖柳珍

2023年1月4日

Preface 序言二

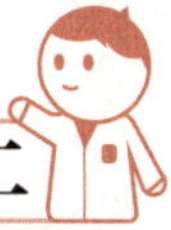

作为一名健康栏目的制片人和主持人，我很荣幸每年都会被邀请主持“羊城好医生”评选颁奖典礼。每当我站在台上，把一个个获奖医生的名字念出来时，我都会觉得这一刻特别神圣，因为我知道每一位获奖者背后都有着太多太多鲜为人知的艰辛。我总在想：什么样的医生算是一名好医生呢？这些好医生都有哪些共同点呢？在阅读本书前，你要不要试着写下自己的答案？

由于工作原因，我有机会接触到很多医务人员，并和其中的不少人成了朋友。在这些医务人员中，有一位让我印象很深刻，他是一名妇产科医生。因为他威望极高、工作繁忙，每次约他做采访都很艰难。“大专家总是会让人有距离感，正常的。”我安慰自己。但想不到，在成为他的“患者”后，我完全改观了。那天，我挺着大肚子在他的诊室外候诊，发现他对每一位问诊的孕妇，都称呼为“姑娘”。“姑娘啊，把你的报告给我看看吧！”“姑娘啊，怎么样？现在第几周啦？”……慈父般的眼神和语调把人的心一下子就拉近了。而我在孕期也一直享受着他关心闺女般的待遇，很是温暖。后来有机会再次采访他，我问了他关于这个“口头禅”的问题。他是这样回答的：“因为来找我的都是危急重症的孕妇，她们本身心情很紧张、很复杂，叫她们一声‘姑娘’，其实是帮助她们放松心情。”语言，原来真的能治愈人。

相反，现在有些医生过度迷信药物和手术刀，而忽视了语言的作用。一些医生态度傲慢、惜字如金，或是没有时间沟通，或是不愿意沟通，甚至是不屑于沟通。而对于患者来说，为了挂上一个专家号，有的苦苦守候抢号，有的和“号贩子”斗智斗勇，有的长途跋涉，有的债台高筑。如果患者来到诊室后，被医生草草几句话就打发了，患者难免心生怨气，加剧对医生的不信任。

“良言一句三冬暖，恶语伤人六月寒。”本书作者把长期在医疗一线的工作经验进行总结梳理，认为医务人员需依法执业、规范行医，在医患沟通过程中，应充分履行让患者或其家属知晓、知情、同意的义务，提倡使用善意、有温度的医疗用语，让患者或其家属能充分参与医疗行为的决策，从而实实在在体现医学人文关怀。

有人说，世界上最遥远的距离不是生和死，而是患者站在医生面前，医生只看到“病”，而没有看到“人”。有温度的善良医生，是心中有“人”的医生。拥有了“技术之神”，能否兼具“人文之暖”？什么样的医生算是好医生？相信看完本书，你会得到一个清晰的答案。

张小颖

2023年1月10日

Preface 序言三

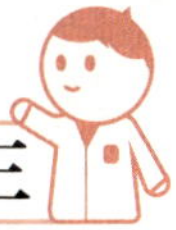

医疗纠纷案件产生的一个重要原因是医患之间缺乏信任，不能换位思考。医务工作是对人的工作，面对的往往是焦虑的患者及其家属。所以，医疗机构和医务人员要把医疗用语放在与医疗技术同等的位置，甚至更高，重视医患之间的沟通。

正如本书前言引用的一句医者格言：“有时去治愈，常常去帮助，总是去安慰。”对一个缺乏医学知识的患者，医务人员能坐下来多聊两句，用患者听得懂、愿意接受的语言去帮助患者、安慰患者，有助于增进医患之间的理解，增进医患之间的信任，促进医患之间的良好配合，使疾病治疗达到较好的效果，避免不少遗憾和医疗纠纷的产生。这也许是解决医患矛盾的一把钥匙。

同时，从医务人员的法律义务或患者的法律权利维护的角度而言，患者的知情同意权和选择权应依法受到保护，而善意暖心、科学规范的医疗用语可以增进有效沟通，促进医方充分履行告知说明义务，依法规范医生的执业行为，从而减少法律风险，建立良好的医患关系。

作为一线的医务管理者，本书作者有丰富的医务工作和医务管理经验，具有良好的法学素养，处理了不少疑难复杂的医疗纠纷，作者的经历和一直以来的努力为本书的质量提供了保证。

掌握有效的医患沟通方法至关重要，患者能够理解医务人员的解释说明有助于增强疗效，从某种角度讲也是医务人员自我保护的需要。要充分考虑到患者缺乏医学知识这一特点，把“话”说到，把“理”讲清。作者根据自己的真实感受，用心用情，情真意切地对实践中的医疗用语、用语场景进行分类，对用语原则、用语禁忌也做了详细介绍。该书有两个鲜明的特色：一是内容新颖，既有对医疗用语实际问题的阐述解答，又有对医患沟通技巧和经验的探讨与分析。二是密切联系实际，将医学和法学相结合，力图涵盖医疗用语重点、疑难点和新型问题，注重医患沟通的系统性。在此基础上，本书更加注重强化沟通意识和法律意识，充分尊重患者的知情权、选择权，更好地以患者为中心，提高医疗质量。从法律的视角看，本书是医务人员难得的案头书。

本书是作者在繁忙的工作之余辛勤劳动的成果，凝结了汗水与智慧，为构建和谐医患关系，回归“医因患愈而荣，患因医高而敬”的和谐状态，为推动健康中国发展贡献了一份力量！

刘治家

2023年2月17日

Preface 前言

自广州中医药大学毕业后，笔者被分配至中山大学附属第一医院[1]工作至今。曾经，笔者在门诊部工作，一对40岁左右的夫妇进来，妻子看起来很虚弱，表情十分痛苦。从衣着上看，他们的经济条件应该不太好，但夫妻感情大约不错。进来后，丈夫焦急地说：“我老婆现在很痛苦，需要尽快帮她注射这种药水。”说着，他拿出一瓶针剂药水，说明这瓶药水是家乡医生开的，很有效，一针打下去病情就会缓解。笔者向他解释道：“这不合医院的规定，在医院打针要挂号看医生，由医生开药治疗。这药能否使用，需要医生看诊后才能确定。”此时明显看得出夫妻二人不满意这个解释，他们非常生气，妻子看起来的确很难受，丈夫越来越着急，他不断催促着，最终暴怒，攥紧拳头，朝我脸部正前方挥过来。就在距离脸部一掌距离时，

---

① 2001年，中山医科大学与中山大学合并为中山大学，中山医科大学附属第一医院更名为中山大学附属第一医院。

拳头忽然停下来了，原来妻子用尽力气拉住了丈夫，而我也是真的被吓住了，站在原地惊慌失措。这事让笔者一直很自责，检讨自己的言行为什么会让这对淳朴的夫妻如此生气，也许是因为笔者总是以不符合医院制度为由做出拒绝，显得无情，让他们只体验到“冰冷”与“官僚”吧。

后来，笔者到医院里多个不同部门工作，总会提醒自己不可“冰冷”“官僚”。2010年在医务科工作时，笔者有幸成为广州亚运会医疗保障团队的医疗经理，历时6个月，每天早上6时出发，深夜甚至凌晨才能回到医院。这段时间，笔者接触到先进的医疗工作理念，学习了很多关于优质医疗服务的具体措施，发现大型活动的医疗保障团队除依据医疗规范进行保障工作外，在细节上的善意设置、在沟通上的温度是整个保障工作的亮点。笔者记得开幕式的当天，一名舞蹈演员突然晕倒，接到指令后，医务人员从医务室三层快速走到负二层，平时培训需耗时三四分钟，而那天医务人员耗时一分半就赶到这名舞蹈演员身边，之后进行快速诊查——原来这名舞蹈演员因长时间进行准备工作，且未能及时进食，低血糖导致晕倒。医务人员快速地开了一瓶葡萄糖补液让她喝下，检查无碍后，又快速回到岗位。当小姑娘获知自己还能参加开幕式表演时，热泪盈眶，不断道谢。在最后一场赛事保障工作结束后，笔者回到医院急诊科旁边的临时办公室，卸完装备，关上救护车，队员们相互对视，忍不住流出热泪，对医疗服务的善意与温度有了更深刻的体会。

亚运会结束后，2011年，国家首次派遣由北京、上海、广州各地组成的三支国家医疗队赴老、少、边、穷地区开展巡回医疗工作。我院赴贵州、福建、江西、广西、湖南、西藏六个省（区），在每个省（区）分别进行为期一个月的医疗工作。因医疗队在个别地区延长了工作时间，此次巡回医疗工作共历时八个月。笔者作为专职队员参加医疗队，整个医疗队与当地医务人员结下了深厚友谊。此次医疗工作使笔者更是对善意与温度有了触动内心深处的感悟。有一次，医疗队在去乡村义诊的路上，遇到一个五六岁的女孩割猪菜时把一个手指头割断了。医疗队里刚好有一个专家擅长做这个手术，当队员们满心欢喜以为小孩的手指可得救护时，却被告知那断指已经被狗吃掉了，队员们的心像一下子掉进了冰窟窿里。队员们把身上带的钱、食品全留给了这个女孩，不忍回望这孩子的眼睛，回到车里都哭了，心情非常沉重。还有一次，医疗队接到通知：一农妇喝了农药需紧急抢救。医疗队随县医院的救护车前去接诊，然而，20多公里的路程，道路弯曲狭窄、崎岖坎坷，随时可能发生泥石流。历经艰难险阻，经过三个多小时，队员们终于看到了患者。然而，整个屋子充满粪臭味，原来村民们在等候医生的时间里，一直采用“灌大粪”的方法催吐。所幸患者被接回县医院后，很快就转危为安，队员们的心也总算放了下来。

2017年9月，因岗位变动，笔者到负责医疗纠纷的部门工作，这更需要时刻注意对患者或其家属的“善意与温度”。曾有个病例，一个出生一个月的早产宝宝在进行眼底检查时，滴注药水后，突然眼角出血，并出现窒息的不良后果。宝宝被紧急送ICU（重症加强护理病房）进行抢救治疗，家属非常焦虑紧张，对医务人员的处理也十分不满。笔者耐心与家属沟通后，组织了大会诊，让家属充分感受到了院方的善意与温度。宝宝也很争气，很快就康复出院，家属非常感动，写了热情洋溢的感谢信给院方。正是因为善用换位思考，笔者经常收到临床医生和护士的感谢信息，有些患者还送来感谢锦旗，这也让笔者更加坚定地认为在医疗工作中的沟通应当是善意且有温度的。

提倡人文关怀是当代医学发展的主旋律，医患关系是一种特殊的人际关系。在患者或患者家属看来，因为涉及个人身体健康乃至生命安危，医务人员的话语或建议总是经过慎重思考的，是具有科学性与权威性的。在临床工作中，医务人员一句不经意的话，就可能引起患者的无端猜测，甚至造成医源性伤害。

医务人员的语言也是一种治疗工具，医疗用语体现的善意与温度亦是医学作为“仁术”的本质所决定的。当然，从医学角度看，医疗用语涉及的范畴是非常广泛的，虽然大家可能把关注点更多放在“医疗口语”上，但在医疗实践中发现，患者及其家属除关注医务人员的话语外，还会有意识或无意识地受到医务人员的仪态、穿着、谈话情景等多种因素的影响，这些因素即语言学研究中涉及的“医疗体态语”。

自笔者负责医疗纠纷工作以来，作为医方代表与患者或其家属进行医患矛盾的沟通处理是经常要做的工作事项。在沟通前，笔者会做好充分的事前准备，如对患者的病情、治疗方案、预后均有详细了解，并对患者或其家属的籍贯、职业、个人背景提前了解，避免在沟通时触碰对方的禁忌，尽可能地释放医方的善意，并切实贯彻救治优先原则，因此事后往往能取得患者及其家属的信任。很多医患矛盾处理的最佳时机是萌芽状态，而非“以时间换空间”。不断拖延，置之不理，等到患者或其家属情绪不再激动后再处理，这种方式也许在个别案例里是有效的，但长此以往最终会损害医院声誉，激化矛盾，让当事医务人员长时间笼罩在医疗纠纷的阴影中，不利于开展医疗工作。实际工作发现，医患矛盾激化后的医疗纠纷案例处理难度会加大，医患双方也不会有真正的赢家。

在众多医疗纠纷案例中，医患双方沟通不良而导致的占绝大多数。在分析纠纷案例的过程中，笔者发现，医务人员沟通能力的薄弱和人文服务意识的欠缺会导致医疗安全存在隐患；医务人员超负荷的工作，未能晋升、加薪等个人事情的挫折，甚至家庭不和睦等负面因素均容易引起医务人员焦虑、抑郁，人际关系紧张，直接影响医疗工作的沟通效果。医务人员工作强度大，假如负面情绪增加，就会导致医疗工作热情受损，积极性不高，甚至与患者产生矛盾和冲突。如果温暖而有善意的医疗用语的使用难以落实到位，人文关怀实践就是一纸空谈。

笔者在长期的医疗实践中发现，医务人员重视患者及其家属的心理变化，从内心真正关心爱护患者，患者往往能快速切实地感受到，甚至可能对医疗效果有帮助。其实，不管是谁，患病后都会变得脆弱，渴望得到关注与帮助。患者均希望医生或护士能多抽点时间与自己聊聊，多听听自己的感受。患者在治疗期间也会特别敏感，第一眼看见推门进来的医务人员，马上就能感受到这名医务人员是否真心关心他。医务人员与患者的每一次握手、每一次轻轻拍肩膀、每一次亲切谈话，所产生的效果是不可估量的。因此，笔者在负责医务工作时，最喜欢的事情就是下临床参加会诊，特别是主持疑难危急重症患者的全院大会诊，并从医疗管理部门层面，陪同治疗组医生与患者及其家属沟通病情与治疗方案，做好医院的医疗安全管理工作，让患者及其家属能实实在在地感受到医院的重视程度，最大限度地释放善意。

医疗一线的工作是非常烦琐复杂的，医务人员应该如何说话的确很难制定统一标准，很难告诉医务人员一定要说什么话，但总体上还是有规可循、有纪可依的。鉴于医疗用语有其规范性、科学性和专业性，因此笔者对医疗用语习惯与属性做了梳理，与读者一起沟通交流，让医务人员在工作中为患者展现更多的善意与温度，体现“医病医身医心”的医魂。

笔者在处理诸多医疗投诉案例中发现，有很大一部分医患冲突，事件本身并不是医疗技术上的不足引起的，而是患者或其家属不经意的某句话，也许并无恶意，但在不知不觉中激怒医务人员，使其觉得患者依从性差或不配合治疗，甚至认为其在有意“搞事”，故在未控制好自身情绪的情况下提高嗓音。患者则认为医务人员服务态度不好。这样，在双方均未及时调整情绪的情况下产生冲突，甚至使事件升级。这“不经意的某句话”为何会成为情绪爆发的导火线，变成“压死骆驼的最后一根稻草”？可能当事人在事发近期处于焦虑、急躁等情绪不佳的状态，“不经意的某句话”刚好撞枪口上了。作为特殊群体的医务人员，在这复杂高压力的环境下，难免会出现不快乐、急躁、郁闷等不良情绪，甚至遭遇各种挫折、磨难，人生的不如意，如何真正治愈，而不是口头上的“没事”，需要医务人员切实加强对负面事件的自愈功能，正如费勇教授在评价诗人苏东坡时说的：“近千年来，苏东坡以快乐的形象治愈了无数中国人，但实际上，苏东坡一生的经历不是快乐的，甚至如某些文中说的‘不是被贬，就是在被贬的路上’，但苏东坡总能在生活和工作中找到‘他的价值，他的快乐’，他的一生，是自我治愈的一生，甚至他在很多时候自己做自己的医生，对于人生的问题，从不回避，总是老老实实去面对，一一去化解。”

19世纪建立了美国首家肺结核病疗养院的医生特鲁多（Edward Livingston Trudeau）的墓碑上镌刻着这样一句医者格言：“To cure, sometimes; to relieve, often; to comfort, always”（有时去治愈，常常去帮助，总是去安慰）。医学不单是科学，也是艺术。高水平医院不但需要卓越、创新的医疗技术，更需要信任、关爱的人文关怀。

本书是笔者对自身长时间在医疗一线工作的体验加以整理归纳的结果，从医疗用语的原则规范开始，提出医疗用语需体现善意与温度的理念，与读者及同行交流。笔者切实体验到每一份收成，均来自多方面的帮助与支持，缺一不可，故在此一并对所有为本书出版提供指导、帮助的家人、领导、同事、朋友表示衷心感谢。由于笔者才疏学浅，本书可能存在诸多不足，也请读者与同行专家不吝赐教，以便笔者能从中学习进步，对不足之处能及时改进。

黄红中

2022年10月9日

目 录

Contents

第一章

医疗用语概述

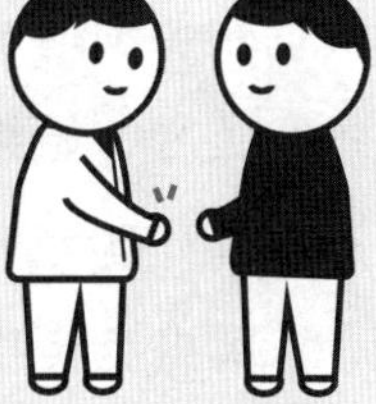

希波克拉底指出："医生看病有三大武器，一是药物，二是手术刀，三是语言。"语言是医疗行为实施过程中的重要载体和媒介，亦是一种治疗工具。医学作为"仁术"的本质决定了医疗用语不可随意发挥，更不能胡乱吹嘘，必须受专业知识、科学规范、公序良俗的约束，因患施语，这也是医学存在的需要和发展的趋势。语言是临床心理学不可缺少的治疗工具，古今中外不乏依靠语言进行治疗的范例，如心理咨询与心理治疗是以语言作为治疗工具最典型的领域，采用的精神支持疗法、暗示疗法、催眠疗法和精神分析疗法等无不以语言作为媒介。医务人员只有通过恰当、得体的医疗语言，才可能建立良好的医患关系，获得正确全面的疾病信息，从而辨证施治。

医疗用语狭义上通常会理解为医务人员与患者及其家属沟通协调的语言，其实，广义上的医疗用语还包括医生与患者、医生与医生、医生与护理、医生与医技、医生与行政、护理与护理、护理与医技、护理与行政、院内与院外等的沟通语言。提倡人文关怀是当代医学发展的主旋律，医疗用语是医务人员医疗行为的重要组成部分，患病状态的、具有丰富情感和多种心理社会需求的人是医务人员的主要沟通对象。医务人员应该对患者或其家属表达呵护与关爱，始终传递医学人文关怀，因此规范医疗语言的运用具有重大意义。

医患关系是一种特殊的人际关系，由于医疗信息的不对称性，医务人员既是卫生服务的提供者，又是卫生资源的分配者和消费的引导者。在患者看来，医者的建议涉及人身健康乃至生命安危，总是经过慎重思考才提出来的，意义非同一般。医生的结论会对一个人或一个家庭产生巨大影响，如患者平静自如地到医院进行健康体检，突然被告知身患某种癌症，对于患者来说，这无疑是晴天霹雳，可瞬间改变他的命运。医生下诊断的那一时刻就是冰火两重天的分界线，所以，医生的话语对于患者来说几乎具有绝对的权威性和巨大的影响力，医务人员一句不经意的话就可能引起患者的无端猜测，甚至造成医源性伤害。

用语不当已成为医患纠纷的主要原因之一。在目前医患纠纷案例中，大部分是医疗服务进行期间言语沟通不良引起的，而其中主要是由医务人员用语不当造成的。在现代医学发展前期，大部分是经验医学时期，医疗技术相对落后，因此医生必须非常重视与患者面对面沟通，尤其是语言沟通，医生更容易获得患者的信赖，医患关系更融洽。但是，目前疾病检查检验仪器越来越先进，医生下诊断也越来越快速，无形中，可能会减少医生与患者的沟通时间。由于缺乏必要的长时间的“望闻问切”，可能患者会认为医生对其病情不够重视而降低对医生的信任度。可见，医患沟通对患者具有极其重要的影响力，可以对其健康状况产生直接而深远的影响。

但是，如果认为医疗服务就是对患者态度好点、语言热情点，注重一些表达技巧，而不是真正意义上的医疗用语规范，那就不能真正实现从患者出发、为患者着想的人文关怀，只能停留在浅层次的服务层面上，患者更体验不出医者对自己的善意与温度。例如，曾有一位患者参加单位体检，在妇科检查时发现宫颈某一指标异常，提示可能有恶性肿瘤的存在，患者高度焦虑恐慌。医生在问诊的过程中，除了用专业、温暖的医疗用语进行沟通外，更重要的是及时进行分析和多学科会诊，为患者提供专业的诊疗意见，依据不伤害原则、有利原则、尊重原则，切实为患者做出诊疗方案。在这个真实案例中，医院协助组织了多学科会诊，提出“恶性病变风险很小，可以定期复查”的建议供患者参考，患者最终采纳了院方的意见。很多年过去了，笔者有时会碰见该患者，每当该患者说起此事，总是不停道谢。这也体现了外科的一句名言：“好的外科医师知道如何手术，更好的外科医师知道何时手术，但只有最聪明的外科医师才知道何时不手术。”

本章结构

医疗用语概述

- 第一节 **医疗用语属性与使用现状**
  - △ 医疗用语属性
  - △ 医疗用语使用现状
- 第二节 **医疗用语表达模式与谨慎情感要求**
  - △ 医疗用语表达模式
  - △ 医疗用语谨慎情感要求
- 第三节 **常用礼貌用语**
  - △ 多场合礼貌用语
  - △ 工作用语
  - △ 服务用语
  - △ 英语用语

第一节 医疗用语属性与使用现状

一、医疗用语属性

医患沟通不是某一方的自言自语，而是双方交际的言语。鉴于医疗服务的特殊性，虽是双方沟通，但在实际沟通中，医务人员往往是沟通的主体，是话题的控制者，或者是倾听者。换句话说，患者提出问题，医生解决问题，因而医患沟通有很明显的服务属性，而服务属性又主要体现在告知、知情、同意上，且受相关政策法规的约束。这也就是医事法律上的体现，患者一挂号，医生一接诊，服务合同的法律关系就形成，故医疗用语还有法律属性。

日常用语的内容丰富而复杂，鸡毛蒜皮、家长里短等都可以成为交谈的话题，语言生活化，随意性很强，可以无特定内容，可以由一方主导，也可以双方平等交流，还可以随时无序更换。医疗用语与日常用语最主要的区别在于表达内容的属性不同。医疗用语的专业性、目的性、针对性很强，要承担相应的法律责任，如涉及诊疗行为的告知义务等，谈话通常是以医务人员为主导的。

医疗用语在实际操作中，医生、护士或医技人员常常处于主动状态，是有关信息的掌控者，处于沟通的强势地位。患者或患者家属则处于被动接受状态，也是对应信息的获取者，相对处于弱势地位。正是这种“不平等”的特殊性，要求医者在用语上给予患者或其家属应有的尊重和关心，在沟通过程中尽可能做到及时地响应，感同身受地回应，用关注的眼神、善意的微笑关怀对方。坏话好说、人称转换等善意操作往往会给患者或患者家属暖心感受。

医务人员与患者或其家属的不同状态及应对方式

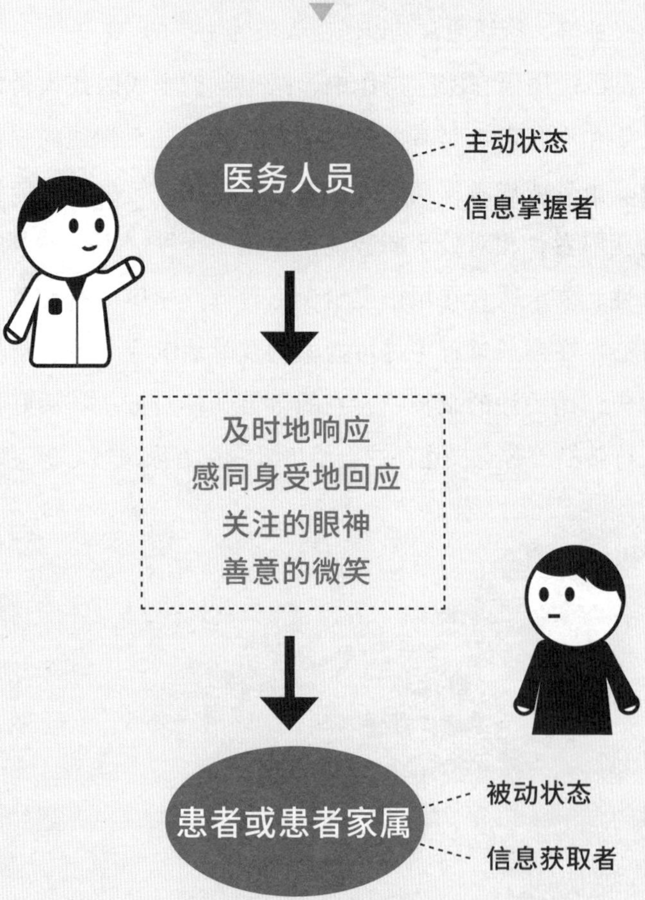

中国有句古话："人有三不背，一不背父母，二不背师长，三不背医生。"这说明患者对医务人员高度信任，愿意向他们倾诉心思，甚至向他们说出自己的隐私。作为医务人员，应该珍重这份信任，对患者的隐私要保密，切忌取笑、歧视患者，以免严重损伤患者的自尊心，进而影响医患关系。希波克拉底誓词中有这样一句："在治病过程中，凡我所见所闻，不论与行医有无直接关系，凡我认为保密的事项，坚决不予泄露。"《中华人民共和国民法典》（简称《民法典》）第一千零三十二条规定："自然人享有隐私权。任何组织或者个人不得以刺探、侵扰、泄露、公开等方式侵害他人的隐私权。"在医疗活动中，隐私是指患者不妨碍他人与社会利益的个人心中不愿告诉他人的秘密，包括个人身体的秘密（生理特点、缺陷或特殊疾病）、个人身世及历史秘密（血缘关系、婚恋史)、有关家庭生活的秘密（家庭伦理关系、亲属感情状况）、财产方面的秘密（经济收入、储蓄、财产）等。

医疗语言的道德性是与医疗语言的保密性紧密联系的，有意或无意泄露患者的隐私，都是不道德的。但是，如果患者的隐私牵扯到法律，则必须按照有关规定执行，如传染病要上报卫生管理部门，烈性传染病甚至要及时限制并隔离患者，以避免疾病的传播。

曾有一患者在当地县级医院做体检，在CT检查时发现肝部有一肿物，首诊医生告知患者初步诊断为肝癌，建议尽快手术。患者平时身体状况均良好，这次只是单位例行体检，在听到这个诊断时，顿时站立不稳，脸色苍白，瘫坐在椅子上。很快患者家属请专家进行会诊，详细检查分析病症，最后明确诊断为肝内血管瘤，直径小于3厘米，为良性肿瘤。会诊专家耐心地向患者和患者家属做出解释，告知其肝内血管瘤是一种常见的肝脏良性肿瘤，定期观察即可，避免过度治疗。患者与患者家属随即消除顾虑，恢复常态。

因此，医生在诊断不出疾病或拿不准诊断结果的时候，应给出进一步检查、会诊的合理建议，切不可妄下结论。在交代患者病情时，切忌夸大病情。目前各大医院已越来越重视多学科会诊在临床上的运用，大大提升了医疗诊断的准确性。

二、医疗用语使用现状

实际上，语言的生成是一个复杂的过程，有语言因素的参与，但更多的是语言以外的政治、经济、社会、文化和心理等诸多因素的共同作用。在这个过程中，决定语言质量的不是词汇语法，而是语言主体的思维。医疗语言失范具体包括询问方式不当、听解不够、解释说明不够、语言表达技巧欠缺、语境的设置和把握不好等。在各种因素综合影响下，个别医务人员在工作中容易出现语言不美、态度冷漠、人文关怀缺失的情况。当下，高等医学教育的培养目标和培养要求偏重于医学知识和临床技能，对职业态度、价值观、伦理、沟通技巧、群体健康和美学等方面未做具体硬性要求，或将这些方面仅作为学校选修课里所涉及的内容，使学生的知识结构局限于以生物医学为中心的较狭窄的范围内，缺乏其他自然科学领域的宽厚知识基础，缺乏人文精神，缺乏文理交融对人格和心理的全面塑造。

现代医疗语言呈现科学化、技术化和工具化趋势，导致语言转换能力不足的可能性增加。医生通过医疗语言，能审视患者的身体，诊断疾病、发现异常，做出科学、准确的判断。但是，医疗语言的注意力却逐渐离开了实实在在的日常生活，这便意味着医疗语言与患者语言的距离在不断扩大，医疗语言和患者语言之间再也没有深刻的连续性。结果是现代医学在某种意义上更加掌握了人的生命、健康和疾病本质，却在某种程度上失去了对人的理解与尊重，以及个性化的善意对待。现代医者也许比以往更能把握生命、健康和疾病的本体世界，但却因为理解的困境，人文关怀和个性化善意对待的适存空间被不断压缩，从而丧失对生命、健康和疾病意义的情感表达空间。

为保障患者权益，医务人员应该尽力避免出现忽视问诊、倾听的情况，不应受某些利益的驱动，开出大检查、大处方。实际上，人类与疾病相伴相生，医学史上完全能被消灭的疾病屈指可数，医学与疾病的关系远非敌我矛盾。所以，虽然医疗技术日新月异，但是，这种工具层面上的进步不应成为医务人员忽视、减少医疗语言情感表达功能的理由。相反，通过语言表达关爱、传递慰藉，激发病患面对疾病的勇气，建立共信，更能够解决医学现代化面临的困境，回归医学的人文性和善意本质。

第二节 医疗用语表达模式与谨慎情感要求

一、医疗用语表达模式

医疗用语内容不应广泛空洞，而应受相应情境的限制，有相对固定的表达模式。例如医务人员需围绕患者的疾病开展沟通，在诊断病情时，遵循询问—倾听—初步诊断—要求检查的谈话流程；确诊后，医务人员先解释病情，再商讨治疗方案，与患者及其家属交代治疗的注意事项与预后等。不论患者身患何种疾病，谈话模式都大致如此，如果不同患者的疾病相同，不仅谈话模式相近，谈话内容也基本相同。

医患沟通作为一种特殊的谈话模式，一般较少使用华丽时尚的形容词来修饰，或者说不做这方面的要求，但是，它在准确性方面有着严格的要求，解释病情、治疗方案、注意事项等方面的谈话均以表述准确为基础，以患者或其家属准确理解为目的，不可夸大、隐藏相关内容。需要说明的是，“准确”不是刻板机械，更不是冰冷生硬，不能理解为医疗用语不可使用修辞手法，恰恰相反，医疗用语的精髓就是让患者或其家属通过医务人员的语言功底把机械、深奥、复杂的医学专业语言准确转换成通俗易懂又能被快速准确理解的“百姓语言”。例如，医务人员在解释时说：“你的B超结果显示肾结石有4毫米，大约像一颗黄豆那么大。”或是把冠状动脉再成形术形象地比喻为“通波仔”，这种通俗易懂、具体形象的医疗用语就增进了患者或其家属对病情的了解。

医患沟通的方式是灵活多变、因人而异的，对患者或其家属的谈话解释，是医务人员开启患者心扉的钥匙。由于患者求医的动机、目标、欲望、对疾病的态度，以及与医务人员合作的程度不尽相同，各种各样疾病的特点和预后也不一样，所以医务人员在进行解释时，需要以医学、社会学、心理学、语言学等学科为指导，坚持实事求是的原则，因人、因病而异，因势利导，对不同的患者采取不同的解释方式。只有这样，才能收到良好的沟通效果。如对高级知识分子和生活经验丰富的患者解释病情时，医务人员要多注意遣词造句，用词要相对文雅、道理要相对深入，力求以理释事。因为这类患者通常文化修养较高，理

医疗用语表达模式

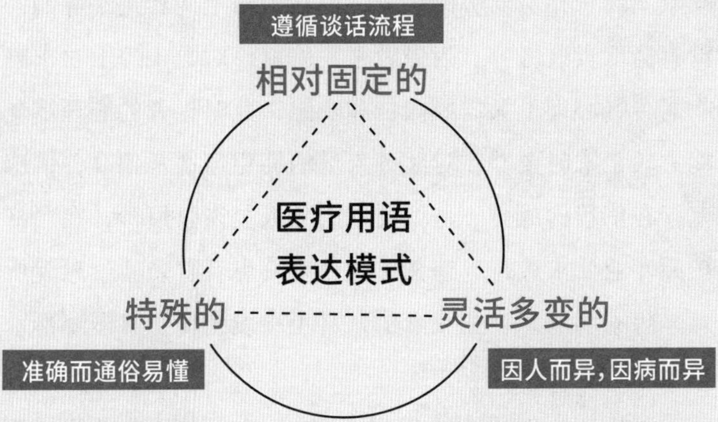

解能力及心理承受能力较强。而向年纪较轻、阅历较浅、生活经验不太丰富的患者解释病情时，所讲的道理应当浅显一些，多讲一些常见的事，力求以事言理。

二、医疗用语谨慎情感要求

医患沟通时，虽然医务人员属于强势的一方，患者或其家属属于相对弱势的一方，但在人格上两者是平等的，没有高低贵贱之分。当患者来医院就诊时，生理上要求解除痛苦，心理上又需要同情和安慰，此时患者的心理承受能力较正常时要差，对医务人员的期望值通常偏高，情感上存在依赖的成分。这就要求医务人员谨言慎行，在严格按照专业要求履行告知义务时，要替患者着想，急患者所急，想家属所想，礼貌谦恭，避免冷漠粗俗、怠慢鄙薄、冷嘲热讽的语言。

在临床实践中，大部分医院会把“注重沟通的礼貌性”作为一条工作制度来执行，或者针对这一方面做医疗礼仪培训等。俗话说：“良言一句三冬暖，恶语伤人六月寒。”礼貌用语就属于良言之列。医务人员待人应该彬彬有礼，不能态度粗暴，更不能出言不逊。在医疗活动过程中，使用礼貌用语十分重要。多说客气话不仅能表示对患者的尊重、关爱，也能体现医务人员的综合素养。在医患沟通中使用礼貌用语，是赢得患者及其家属好感最简单易行的做法，也是医疗用语的谨慎情感要求。如在通知候诊病人进诊室就诊时，为了确保医务人员能准确通知到病人本人，避免混淆同姓、同音或近音的人员，不管男女老少均会称呼全名。但在我国的文化背景中，医务人员称呼老人或身份、辈分较高人员全名时可能引起对方不适，显得不礼貌，故较多医务人员用全名称呼病人后，习惯在见到病人时，立即更换称呼，如李阿姨、李阿叔、李阿伯，如有明确职业职位则更换为李老师、李处长、李院长等，让病人体验到被尊重和被礼貌对待。

第三节 常用礼貌用语

一、多场合礼貌用语

“谢谢”“对不起”和“请”这些礼貌用语，如果使用恰当，对调和及融洽人际关系会起到意想不到的作用。无论别人给予你的帮助是多么微不足道，你都应该诚恳地说声“谢谢”。正确地运用“谢谢”一词，会使你的语言充满魅力，使对方倍感温暖。

在社交场合中，向人道歉是缓和双方紧张关系的一贴灵药，如患者的候诊时间比较长，医生在接诊时顺口说一声“对不起，让您久等了”，即可化解对方的不快。道歉时最重要的是有诚意，如“非常抱歉，刚才因抢救一名患者耽搁了一些时间，让您久等了”，切忌明显推卸责任的道歉，如“这和我没关系，都是别人的错”等，否则会引起不良作用。同时，要注意及时道歉，犹豫不决会失去道歉的良机。需要请人帮忙时，说句“不好意思，请问你能替我把病历递过来吗”，则能体现一个人的谦和及修养。几乎在任何需要麻烦他人的时候，“请”都是必须挂在嘴边的礼貌语，如“请坐下”“请把头仰起来”“请到治疗床躺下”“请稍候，我处理一下就过来”等等。频繁使用“请”字，会使话语变得委婉而礼貌，是比较自然地把自己的身份位置降低、向对方表达尊敬的最好办法。表1.1为多场合礼貌用语。

表1.1 多场合礼貌用语

使用情境	礼貌用语
常用礼貌用语	“您好”“请”“对不起”“谢谢”“再见”等
见面语	“早上好”“下午好”“晚上好”“您好”“很高兴认识您”“请多指教”“请多关照”等
感谢语	“谢谢”“劳驾了”“让您费心了”“实在过意不去”“拜托了”“麻烦您”“感谢您的帮助”等
打扰对方或向对方致歉	“对不起”“请原谅”“很抱歉”“请稍等”“麻烦”“请多包涵”等
接受对方致谢或致歉	“别客气”“不客气”“不用谢”“没关系”“请不要放在心上”等
告别语	“慢走”“祝早日康复”等

在医疗工作中，使用忌用语或其他不礼貌用语是容易被投诉的。

忌用语主要是指敷衍、推诿，特别是污辱性的语言。例如某教授在接诊一妇科患者时，患者自诉因妇科疾病的原因，经常晚上做梦，大汗淋漓，口干口苦，情绪经常急躁，甚至会无故乱发脾气。该教授听后对患者说："你这是神经病！做完检查后，马上去看精神科教授！"患者非常生气，认为该教授的言语有污辱性，故到相关部门投诉了该教授。

另外，医务人员不得对穿着较破旧或衣服肮脏的人员使用不礼貌的词语。如一些在工地工作的工人因突发受伤（通常是创伤），衣物可能比较破旧且带有泥污，甚至沾有血迹等，对这些相对弱势的群体，医务人员应给予更多的善意和温暖。常见的不礼貌用语如下：

- "这个药物我不知道，你问别人去！别烦我！"
- "谁给你看（说）的，找谁去！别找我！"
- "快下班了，到点我就要下班的啦，明天再来吧！"
- "检查设备坏了，检查做不了了，自己去想办法吧！"

二、工作用语

（一）接听外部电话用语

接听外部电话用语包括：

- "您好！这里是××单位××科室，请问您找谁？"

- “我就是，请问您是哪位？……请讲。”
- “请问您有什么事吗？”
- “您放心，我会尽力做好这件事。”
- “不用谢，这是我们应该做的。”
- “××医生不在，我可以替您转告吗？（请您稍后再来电话好吗？）”
- “对不起，这项业务请您向××科室咨询，他们的对外公布电话号码是……”
- “您打错号码了，这里是××单位××科室，……没关系。”

（二）接听内部电话用语

接听内部电话用语包括：

- “您好！请问您是××单位××科室吗？”
- “我是××单位××科室的×××，请问怎样称呼您？”
- “请帮我找×××同志好吗？”
- “对不起，我打错电话了。”

（三）接待来客用语

接待来客用语包括：

- “请进！”
- “您好！请问您是……？”
- “请问您找谁？”
- “他不在，请问有事需要转告吗？”

- “××单位（或×××同志）在×楼，我带您去（或指明地点）。”
- “对不起，让您久等了。”
- “请坐（请喝水）。”
- “我就是，请问有事需要办理吗？”
- “请稍等，我马上为您办理。”
- “您反映的情况，我们尽快办理。”（此句同样适合接听电话）
- “对不起，这个问题……，请留下您的联系电话，我们了解清楚后给您答复好吗？”（此句同样适合接听电话）
- “不用谢，请慢走！”

（四）到单位办事用语

到单位办事用语包括：

- “对不起，打扰您一下。”
- “请问××科室在哪间房？”
- “请问×××医生在吗？”
- “非常感谢您（麻烦您了）。”
- “请留步。”

三、服务用语

（一）礼貌的基本要求

- 说话要用尊称，态度平稳。

- 说话要文雅、简练、明确。
- 说话要婉转热情。
- 说话要讲究语言艺术，力求语言优美，婉转悦耳。
- 与来客说话要注意举止表情。

（二）服务要点

- “三轻”：走路轻、说话轻、动作轻。
- “三不计较”：不计较患者不美的语言、不计较患者急躁的态度、不计较个别患者无理的要求。
- “四勤”：嘴勤、眼勤、腿勤、手勤（脑勤）。
- “四不讲”：不讲粗话、不讲脏话、不讲讽刺话、不讲与医疗无关的话。
- “五声”：患者来时有迎声、患者问时有答声、患者离开时有送声、工作失误时道歉声、受到帮助时致谢声。
- 六种礼貌用语：致谢用语、尊称用语、道别用语、问候用语、征求用语、致歉用语。
- 文明礼貌用语“十一字”：请、您、您好、谢谢、对不起、抱歉。
- 五种医疗忌语：蔑视语、否定语、顶撞语、烦躁语、讽刺语。

（三）敬语服务

基本要求为语言清晰、语调悦耳，语言内容准确充实、语气诚恳亲切、语言表达恰到好处。

医务人员对年龄较大的患者，或是职位较高、社会地位较高的患者等，除因医疗行为必须辨别身份而直呼全名外，尽可能使用敬语。

（四）基本用语

医疗服务的基本用语包括：

- “欢迎参观指导”和“您好”，为导诊人员使用。
- “谢谢您”，用于别人为工作带来方便时，本着感谢的态度说。
- “请您稍候”或“请您稍等一下”，用于不能立刻为患者提供诊疗服务时，本着认真负责的态度说。
- “打扰一下”或“不好意思，打扰一下”，用于打扰别人或给别人带来不便时，怀着歉意的心情说。
- “让您久等了”，用于等候的患者，本着热情与真诚的态度表示歉意。
- “对不起”或“实在对不起”，用于打扰别人或给别人带来不便时，本着真诚而礼貌的态度说。
- “再见”“您慢走”和“麻烦记得按时复诊”，用于患者离开时，本着热情而真诚的态度说。

四、英语用语

英文中一些礼貌用语是我们经常使用的，例如：

- “Hello!”“Hi!”，见面问好常用到。
- “Goodbye!”“See you!”，告别常用这两句。

- 打扰别人，开口先说“Excuse me.”。
- 别人关心帮助你，感谢用语“Thank you.”。
- 礼貌用语要牢记，“That's OK!”。
- 有了过错表歉意，“I'm sorry!”。
- 患者来访把门开，“Please come in!” “Sit down, please!” “Please have some tea!”。
- 征求意见和请求，“May I...”先开头。
- 表达同意许可，“Yes.” “Sure.” “Certainly!” “OK!”。

诊疗过程中一些常见的礼貌用语，例如：

- “Good morning. What seems to be the trouble?”早上好，请问您哪里不舒服？
- “Have you take any medicine?”请问您服用过什么药吗？
- “Do you have headaches?” 请问您有头痛的情况吗？
- “Let me take your blood pressure.” 请让我量量你的血压。
- “Well, there is nothing to be alarmed about. You are just a little exhausted from overwork.”没什么好担心的，你只不过是有点劳累过度。
- “I think you need more rest. Try to get outdoors more. Don't strain yourself too much.”我想你应该多休息休息，多到户外活动，不要过度劳累。

英文中一些常见的单词，如“Thanks”“Hello”“Hi”“Sorry”等，均属于最简单的英文礼貌用语。交谈时对方因感冒而打喷嚏，会说“I'm sorry.”，而你应说“God bless you!”。来到医院，医院工作人员会礼貌地问一句“Can I help you, please?”。这些都是语言礼貌原则的体现。人们表达礼貌的方式多种多样，例如：

- “I thought you were needing me, Mr. Singer.”用过去时表示礼貌。
- “May I come in, please?”用情态动词表示礼貌。
- “Every piece of luggage has to be examined through.”用被动式表示礼貌。

此外，还有一些礼貌用语的运用需要注意，见表1.2。

表1.2　礼貌用语比较

序号	礼貌用语	不恰当用语	说明
1	Can you pass me...	Give me...	人们不喜欢被别人支配去做事情，因此有时想直接得到你想要的东西可不是那么简单。不用那些听起来是命令的语句，例如不使用“Give me the newspaper.”，而使用“Can you pass me the newspaper?”

续表

序号	礼貌用语	不恰当用语	说明
2	Could you give me five minutes?	Go away.	你的同事想请你帮忙，但你工作非常紧张而不能做其他事情时，只说“Go away.”肯定是不合适的。使用以下的短语就能让每个人都觉得愉快，例如“Could you give me five minutes?”
3	Excuse me.	Move out of the way.	让别人“Move out of the way.”听起来特别粗鲁，而且这样说很可能遭到别人的拒绝。例如有人挡了你的路，你可以说“Excuse me.”，这样就能避免不愉快的情况出现而得到你期待的结果
4	I' m afraid I can't.	No.	有时候拒绝一个朋友的邀请非常困难，只说“No.”听起来很不礼貌，如果你要表示拒绝又不想冒犯别人，可以说“I' m afraid I can't.”
5	I would like...	I want...	用“I want...”表示请求常常被认为很不礼貌，不说“I want a cup of coffee.”，而是说“I would like a cup of coffee, please.”，这样你就能得到你想要的咖啡和别人的一个微笑

续表

序号	礼貌用语	不恰当用语	说明
6	Would you mind...	Stop it！	如果有人在做你不喜欢的事，而且可能还很不礼貌，你该怎样阻止他呢？要想得到想要的结果，不用大声叫嚣“Stop talking on your phone in the cinema!”，只需客气地对他说，“Would you mind not using your phone in the cinema, please?”
7	Can you hold, please?	Wait.	在电话中选择适当礼貌用语可以使对话更有效或及时结束对话。如果有人打电话来找人，不要说“Wait.”，而是礼貌地问“Can you hold, please?”或“Hold on, please.”

第二章

医疗用语沟通原则

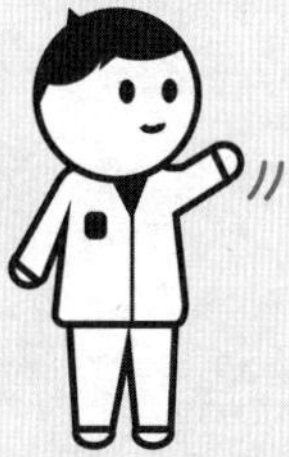

沟通是人与人之间通过信息交流，建立共识、分享利益并发展关系的过程。沟通场所、沟通形式、沟通技巧被认为是有效沟通的基本要素，其中沟通形式与沟通技巧是决定沟通是否有效的关键。医疗一线的工作是非常烦琐复杂的，医务人员应该如何说话的确很难有统一标准，但还是有规可循、有纪可依的。虽然很难具体明确地要求医务人员要怎么说，但鉴于医疗用语具有规范、科学、专业的属性，因而有必要要求医务人员不能说什么，也就是说，医疗用语是有基本原则与禁忌的。在对患者交代病情或需配合的医嘱时，最有效的沟通常常不是告诉患者或患者家属要做什么，而是明确告知不能做什么。因此，笔者将医疗工作中的医疗用语习惯、属性、技巧做了梳理，与读者一起沟通交流，让医务人员在工作中为患者展现更多的善意与尊重，体现“医病医身医心”的医魂。

本章结构

医疗用语沟通原则

第一节 **沟通语言的形式与方法**

- 语言沟通
- 非语言沟通

第二节 **医患沟通的重要性**

- 建立良好的医患关系
- 提高治疗依从性
- 获得详细的病史资料
- 制定合理的治疗方案
- 接纳预后
- 预防医疗纠纷
- 提供人文关怀
- 健康指导

第三节 **医学沟通的方法**

- 选择恰当的沟通场所
- 选择正确的沟通形式
- 掌握常用的沟通技巧

第四节 **医学心理沟通的基本技术**

- 倾听
- 共情
- 安慰与开导
- 解释、建议和指导

第一节
沟通语言的形式与方法

《全球医学教育最低基本要求》将交流与沟通能力作为全世界医生必须具备的基本技能之一。沟者，构筑管道也；通者，顺畅也。沟通的目的是让对方做出行动，或理解你所传达的信息和情感，即沟通的品质取决于对方的回应。良好的沟通是说对方想听的、听对方想说的。增强沟通效果，就要弄清楚听者想听什么，通过认同、赞美、询问需求的方式实现，并以对方感兴趣的方式进行表达，如采用幽默、热情、亲和、友善的方式，同时，在适当的情况下，可以依据需求变换场所。倾听时，用对方乐意的方式倾听，积极探询说话者想说什么，换位思考、设身处地，不要打断，要积极回应、鼓励表达；控制情绪，适时回应与反馈，最后确认理解，澄清异议。沟通语言的形式可分为语言沟通、非语言沟通，不同的沟通语言形式在不同的场合发挥不同的作用。

一、语言沟通

语言沟通是建立在语言文字基础上的互动方式，也是医患沟通的常用形式之一。医务人员通过语言沟通与患者进行信息交流，履行告知病情的义务，确保患者知情权的实现，从而指导患者科学就诊，使医患双方形成共识，并建立信任合作关系。

（一）书面沟通

书面沟通是语言沟通的重要形式之一，指沟通双方借助文字、图画、图表等文字符号进行的沟通。与口头沟通相比，书面沟通效率低、时间长，但具有是非分明、内容清晰可查、具体明确、具有证据力和法律效力等众多优势，也是维护双方权益的重要保障。

1. 书面沟通的内容

（1）知情同意书、协议书、病重（病危）通知书等材料

在医患交流过程中，医务人员必须充分维护患者的知情权和选择权，包括告知患者病情、医疗措施、医疗费用等，这是医务人员的职责和义务。

各医院的知情同意书、协议书、病重（病危）通知书等的版本可能不尽相同，但核心内容是一样的，即确保患

者或其家属从书面形式上体现已知晓医疗信息，并获得法律上的同意权益。然而，在实际操作中，真正做到知情、知晓、同意的难度是非常大的，绝大多数的医疗纠纷案件往往是因知情、知晓、同意上的不足而引起的。故有经验的医生为了防范医疗纠纷，通常不是让患者或其家属清楚要做什么，而是清楚不能做什么。

（2）宣传与教育资料

医院各科可以根据自身专业的特点，将常见病的发病特点、治疗方法、预防措施、随访方法等制作成面向患者的书面教育资料，让患者或其家属可以随时取阅。医院的规章制度、入院流程、出院流程等也可以一并制成书面材料，免费发放给患者，或者做成板报张贴于宣传栏，将相关信息发布在医院网站上，便于患者查询。在有针对性的医学知识教育中，医务人员可以利用人体解剖图或实物标本进行对照讲解，增加患者及其家属的认识，使对方在就诊过程中理解并配合诊疗。

2. 书面沟通的技巧

（1）检查前的书面沟通

在向患者或其家属呈现书面材料的同时，要向他们讲明检查的要求、检查对疾病诊断的意义、检查时的注意事项、检查结果的含义等。特别对于一些会造成创伤的检查，必要时要陪同患者进行检查，稳定患者的情绪，取得患者的信任。书面沟通应避免形式化，重要的是与患者或其家属进行深层次的交流，而不是简单地让患者签字。

（2）治疗前的书面沟通

医务人员要向患者或其家属介绍患者的疾病诊断情况、主要治疗措施、重要检查的目的及结果、患者的病情及预后、某些治疗可能引起的严重后果、药物不良反应，手术方式、手术并发症及防范措施、医药费情况等。由于医学的不确定性，对于疾病的治疗可能有多种方案，治疗结果也是不确定的，故医务人员要用通俗的语言向患者解释各种治疗方案的利弊，让患者参与治疗过程，做出治疗选择，并在病历中详细记录，取得患者的支持和配合。在书面沟通过程中，只需要对治疗过程进行客观描述和记录，尽量避免对疾病可能的转归、治疗的效果等做出肯定或否定的结论。

（3）知情同意书的签署

患者签署知情同意书之前，医务人员要同患者进行谈话，让患者清晰透彻地了解疾病与治疗相关的充分、全面、真实的信息，提高患者对疾病的认识，加强医患沟通，建立良好的医患关系，消除患者对医院及医务人员的某些误解和偏见，减少医疗纠纷的发生。同时，签署知情同意书能够提高医务人员的警惕性。医务人员同患者的谈话过程，就是对疾病诊断、治疗方案及可能出现的不良后果的重温过程，在思想上可使医务人员进一步提高警惕，避免医疗差错的发生。

书面沟通的技巧

检查前的书面沟通

讲明检查的要求、
检查对疾病诊断的意义、
检查时的注意事项、
检查结果的含义等

治疗前的书面沟通

用通俗的语言向患者
解释治疗方案的利弊，
让患者参与治疗过程

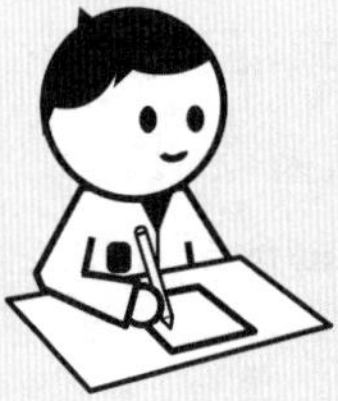

知情同意书的签署

让患者清晰透彻地
了解疾病与治疗相
关的充分、全面、真
实的信息

医患沟通中的书信往来

信函应避免采用统
一的电脑打印格式，
最好使用手写的方式

（4）医患沟通中的书信往来

信函式的沟通和交流比较容易进行温馨的表达，能有效体现医院的真诚和善意，充满浓郁的人文关怀和服务责任感，可以拉近医患之间的距离，使医患关系变得融洽。信函应避免采用统一的电脑打印格式，最好使用手写的方式。如果采用电脑进行打印，应该签上发信人的姓名，以示对患者的尊重。

（二）口头沟通

1. 口头沟通的内容

掌握良好的语言理解能力和语言表达能力是有效沟通的基本要求，其中专业性语言、安慰和鼓励性语言、劝导性语言、积极的暗示性语言、指令性语言及朋友性语言等被认为有效沟通的重要保障。

2. 口头沟通的技巧

在语言沟通的过程中，必须注重以下要素，以提高沟通的效率和效果。

（1）称谓得体

双方沟通的需求是多方面的，但称谓的原则是以尊重为先，即要根据对方的身份、职业、年龄等具体情况，使用适当和合理的称谓，力求恰当地表达出尊重的意愿。

（2）讲究技巧

语言沟通应当讲究技巧。第一，态度和蔼、语气亲切平缓得当。此为良好沟通的先决条件。第二，多倾听。倾听是沟通的重要技巧。倾听不仅仅是听，还包含着更丰富的内涵。第三，多用开放式提问。在沟通交流时，多用开放式提问，适当用封闭式提问，避免审问式提问。

（3）良好姿态

语言沟通还应当具有良好姿态，在沟通姿态上应当注意以下几点：

- 用温和的目光进行交流。
- 注视患者的眼睛及面部。
- 观察患者的肢体语言。
- 不随意打断或阻止患者的叙述。
- 沟通时应伴随声音，用“我知道了”“是这样啊”等言语表示附和。
- 必要时可做补充。

（4）轻松气氛

语言沟通应适当运用幽默的语言，表现出乐观向上、轻松诙谐的气氛，例如可以用善意、得体的玩笑调节气氛等，让对方产生良好印象。

（5）通俗表达

沟通的最大障碍在于双方信息不对称。当其中一方掌握主要信息，或是处于权威地位时，应当尽量用通俗的语言进行交流和表达，保证对方能够清晰地理解所表达的意思，甚至可以借助图片、模型或视频等资料给予形象化的解释说明。

（6）善意评价

对于同一件事情或事物，对方的认识和理解也许会与自身存在差异，但不适宜对对方的认识和理解随意做出评价。在需要做出评价时，应以善意的态度进行表达。

二、非语言沟通

非语言沟通是一种体态性语言，包括面部表情、身体姿势、眼神、动作与手势等。它是一种辅助性语言，充分利用能增强沟通效果。美国心理学家艾伯特·梅拉比安经过研究认为："信息的全部表达 = 7% 语言 + 38% 语音和声调 + 55% 动作和表情。"无声语言在交流沟通中的重要性甚至远高于有声语言。

（一）仪表举止

仪表是一个人容貌、体形、神态、姿势、服饰、发型等的综合表现，一定程度反映了一个人的精神面貌。在人与人的交往中，第一印象非常重要，良好的第一印象可以快速获得对方的好感和认同，如医生的举手投足影响着医患之间的沟通，因为在医患接触时，患者首先感受到的是医生的举止、风度、语言等外在表现，和蔼可亲的言谈举止可使患者产生尊敬、信任的心理，增强战胜疾病的信心。医生必须养成谦和、文明、礼貌的行为习惯。

（二）目光交流

医生要能够巧妙地通过眼神来表达信息，以此增强语言交流的感染力，获得对方的信任。同时，要注意对方的眼神，以此判断对方的心理情绪，使沟通顺利进行。

（三）面部表情

面部表情是沟通中最丰富的源泉。“微笑是最美好的语言”，微笑可以让对方感知善意。但微笑要注意场合以及适可而止，不可让患者产生“我生病已经很痛苦了，你竟然还笑得出来”等错觉。

（四）肢体动作

肢体动作能体现个体情绪状态，能反映交谈双方对彼此的态度、关系和交谈的愿望。记住一些特殊的肢体动作及其在不同环境下代表的含义是有必要的，如微微欠身表示谦恭有礼等。合理使用肢体语言，是使对方感受到关心与重视最有效的方式之一。

（五）语调表情

语调表情是指人们说话时所用的语调、所强调的词、声音的强度和语速、说话的流畅性，以及语调的抑扬顿挫等，这些要素会起到帮助表达语意的效果。语调应沉稳有力、不快不慢；语调应以平调和降调为主，避免语气生硬、强求接受、压制对方情绪、大吵大嚷等。

（六）人际距离

人际距离是交往双方之间的距离。有人将人际距离分为以下几种：亲密的人际距离，为0.5米以内，可感知到对方的气味、呼吸，甚至体温；朋友的人际距离，为0.5～

1.2米；社交的人际距离，即相互认识的人之间的距离，为1.2～3.5米。此外，若双方的年龄、性别、身份不同，也应该有不同的人际距离。

（七）肢体接触

肢体接触是通过身体某个部位的相互接触来进行沟通的形式，在提高双方关系的融洽度方面具有很好的效果，但在使用时应特别注意患者的风俗与文化背景，减少误解。

第二节 医患沟通的重要性

医患沟通是医务人员在诊疗活动中与患者及其家属在疾病治疗、疾病预后，信息与情感方面的交流，是医患之间构筑的一座双向交流信任的桥梁。正确的医患沟通有利于医生增进对患者病情的了解，从而有利于对患者的进一步诊治。这也是现在医疗事业中，医生所要掌握的一种沟通技巧。医患沟通技巧由很多元素构成，但最重要的是医务人员的态度，而医疗用语是判断态度最直接的方式。医务人员必须诚恳、平易近人，有帮助患者减轻痛苦、促进其康复的愿望和动机。

医患沟通之所以重要，是因为医患沟通与医疗服务的各个环节紧密相关，同时，医患沟通也是高质量医疗服务的基本技能和条件。医患沟通的功能体现在以下几点：

一、建立良好的医患关系

良好的沟通技巧是建立和谐医患关系的基础，良好的医患沟通可以得到患者的信任，建立治疗联盟，这是治疗的基础。不良的医患沟通、失范的用语则会导致医患关系的恶化，造成严重后果。

例如，某72岁的女性患者，出现发热、呕吐、胸闷、眩晕等症状，由两个儿子和一个女儿等家属陪同到急诊科就诊。鉴于患者为老人，且有眩晕症状，故急诊前台分诊至急诊神经内科诊室就诊。接诊医生依据患者症状，开具头颅CT检查，并开了消化专科药物、神经内科药物，建议回家观察，家属因老人身体状况较差，希望留院观察。接诊医生认为依照CT等检查结果，患者情况无大碍，主要还是消化内科疾病，未达留观指征，且因为留观床位紧张等，建议患者回家观察。家属多次争取留院观察，语气随之不良，医生随之说：“你是医生还是我是医生？要不你来做医生。”家属无奈与老人离院，在自驾车离院约20分钟后，老人突然晕厥休克，于是就近找医院就诊，可惜老人到医院抢救时已死亡。家属迁怒于上一家医院的接诊医生误诊，而且认为接诊医生出言不逊，有嘲讽家属的用语。家属于是回到该医院指责接诊医生，并产生对接诊医生进行推搡等过激行为。

此案例便是不良的医患沟通，接诊医生用语不当导致医疗不良事件，失去了患者及其家属的信任，此事件的结果也令人痛心。

二、提高治疗依从性

依从性也称顺从性、顺应性，指患者按医生规定接受治疗、与医嘱一致的行为，习惯称患者“合作”；反之则称为非依从性。依从性可分为完全依从、部分依从（超过或不足剂量用药、增加或减少用药次数等）和完全不依从三类，在实际治疗中，这三类依从各占三分之一。在研究患者的行为时发现，只有一半患者按照医生处方指示的服药方法用药，如老年人可能服用几种药，因此，若治疗方案更复杂而且难以记忆及遵从，则可能产生不良的药物相互作用。

依从性是患者认可、接受并执行医生为其制定的诊疗方案的行为。良好的沟通可提高患者的依从性，而良好的依从性是有效治疗的前提。如一名患者已经看了多位医生，每位医生开的药都是服用几天就停了，结果病情不但不见好转，反而严重了。对于这些没有坚持服用药物导致治疗效果差的患者，只有通过有效的沟通，提高其依从性，才能保证治疗的顺利进行。

三、获得详细的病史资料

病史是诊断疾病的重要依据之一，是着手诊断的第一步，收集病史是确保检查质量的重要手段之一，因而它对医生来说非常重要。病史资料一般包括患者的姓名、年龄、性别、籍贯、婚姻状况、职业、收入、文化状况以及家庭住址等。

患者将自己的身体状况或感受（不舒服或不适）告诉医生，医生通常希望了解患者感受最深 (最明显的不舒适症状）的情况，以便在检查时更有针对性，得到事半功倍的效果。个人史如出生地、社会经历、居住地、生活状况、生活习惯、个人喜好以及居住时间（尤其是在地方病流行区和疫源区的居住时间）等也是医生希望通过沟通询问获得的资料。良好的沟通和完整的病史资料对医生做出正确的诊断十分重要，可避免误诊、漏诊的发生。

例如，某老年患者到医院就诊，在向医生陈述自己的症状时，使用了“天旋地转”一词，而“天旋地转”是某些专科的特征性症状，患者同时告知医生自己存在呕吐的情况。因此，医生在获取患者信息内容不全面的情况下，缺乏最关乎患者身体实际情况的信息，特别是在“眩晕”的同时还伴有胸闷、胸痛的症状，在后续检查中侧重于消化方面与神经方面的检查，而忽视了胸闷、胸痛所对应的最重要的心电图检查，患者最终因心肌梗死离世。

四、制定合理的治疗方案

《民法典》作出了以下规定：

第一千二百一十九条　医务人员在诊疗活动中应当向患者说明病情和医疗措施。需要实施手术、特殊检查、特殊治疗的，医务人员应当及时向患者具体说明医疗风险、替代医疗方案等情况，并取得其明确同意；不能或者不宜向患者说明的，应当向患者的近亲属说明，并取得其明确同意。

医务人员未尽到前款义务，造成患者损害的，医疗机构应当承担赔偿责任。

第一千二百二十条　因抢救生命垂危的患者等紧急情况，不能取得患者或者其近亲属意见的，经医疗机构负责人或者授权的负责人批准，可以立即实施相应的医疗措施。

医务人员为维护患者的权益，在治疗方案的制定上需与患者或其家属有良好的沟通，让对方能充分知情、知晓、同意，该签署纸质同意的文件一个都不能少，否则容易造成侵权。通常情况下，医生提供的治疗方案与患者期望的治疗方案不一定符合。医生往往更多地从科学技术的角度考虑治疗方案，而每一位患者的年龄、知识背景、经济能力、个人经历等都是不同的，这些因素都可能影响患者对治疗方案的判断和认可度。只有通过充分沟通，了解患者的需求，才能制定更符合患者需要的治疗方案。

例如，一位骨折患者在手术前提出进行全麻的要求，医生在选择何种麻醉方式时就需要与患者更好地沟通，达成共识，以顺利完成手术；例如，产妇分娩方式的选择，是顺产还是剖宫产均需与产妇和其家属充分沟通，特别是告知剖宫产的手术指征，如什么情况下建议选择剖宫产，让产妇和家属充分知情、知晓，配合医务人员做好临床工作。

五、接纳预后

在医学上，预后是指根据经验预测疾病的发展情况。医学上对一种疾病的了解，除了要了解其病因、病理、临床表现、化验及影像学特点、治疗方法等之外，还要了解疾病的近期和远期恢复或进展的程度。同一种疾病，由于患者的年龄、体质、合并疾病、接受治疗的早晚等诸多因素不同，即使接受了同样的治疗，预后也可以有很大的差别。例如一名患者患有恶性肿瘤疾病，如果患者较年轻，不伴有糖尿病或其他严重疾病，或手术治疗及时，能干净切除肿瘤组织，或严格按照医生的建议改变了生活习惯，按时服药、定期复诊，则发生肿瘤转移的概率就会大大降低，这就是预后较好，反之则为预后较差。在上述因素中，有些是不可改变的，如年龄、基础情况等；有些则是可以改善的，如正视疾病、积极配合治疗等，这些都有利于预后向好的方向发展。

预后一般分为四种：预后良好、预后不良、预后慎重和预后可疑。预后既包括判断疾病的特定后果（如康复，某种症状、体征和并发症等异常的出现、消失，死亡），也包括提供时间线索，如预测某段时间内发生某种结局的可能性。由于预后是一种可能性，因此主要指患者群体而不是个人。每一位患者都希望自己的病痊愈，然而，在目前的医疗技术水平下，某些疾病难以达到痊愈的效果，甚至会造成残疾，使患者的生活质量不能恢复到病前的水平。医务人员应通过良好的医患沟通，使用善意暖心的语言，让患者树立战胜疾病的信心，正确认识疾病，对未来的健康和生活做好全方位的准备，接纳疾病的预后。如对肿瘤术后患者的心理疏导工作的重要性已越来越得到医学家的认可。

六、预防医疗纠纷

良好的医患沟通、善意暖心的用语是获得信任、理解、尊重的基础，也是缓解医患矛盾和化解医疗纠纷的重要环节。

例如，某产科患者，出院三天后发现下体有难闻味道并持续多天，然后到当地医院检查，发现体内残留一截纱布。产妇立即与分娩医院的产科联系，产科获知信息后，立即汇报科室主任。科室主任高度重视此次事件，报告医院管理部门，管理部门负责人带领产科主任、主管教授、护士长等人，组成处理小组，当日跨市到产妇家中，向产妇及其家属了解情况，并对产妇进行诊疗检查。由于处理及时得当，产妇及家属对医院的处理也很满意，院方很快得到产妇及家属的谅解，此事件也告一段落。

七、提供人文关怀

人文关怀又称人性关怀、关怀照护。人文关怀，一般认为其核心在于肯定人性和人的价值，要求人的个性解放和自由平等，尊重人的理性思考，关怀人的精神生活等。

医务人员以人道主义精神对患者进行治疗与照顾，满足患者的健康需求，维护患者的人格、尊严与权利，即除了为患者提供必需的医学技术服务之外，还要为患者提供精神的、文化的、情感的服务，以满足患者的身心健康需求，体现对人的生命与身心健康的关爱。医疗服务的对象不是待修理的一台机器，而是活生生的人。患病常常使患者面临应激和痛苦，医患沟通除了提供医学技术服务，还需要有重要的心理和人文关怀服务，包括对患者的理解、鼓励、情感支持，提供希望和信心等。这些心理和人文关怀，可反作用于患者的就医行为，促进疾病的良好转归。即便到疾病在医学技术层面上毫无办法的时候，良好的沟通也会让患者感受到关爱，维护着患者的尊严，甚至可以帮助患者理解生命的意义，这对临终患者尤其重要。

八、健康指导

健康指导是全科医学与社区卫生名词，指有针对性地根据个体或群体的健康需求，指导个人或群体掌握卫生保健知识，使之实行有利于健康的生活方式的行动。现代医学研究表明，不少疾病不是由生物因素引起的，而是由不良生活方式、心理因素、环境因素等引起的。健康管理就是运用信息和医疗技术，在保健、医疗的科学基础上建立的一套完善、周密和个性化的服务程序，目的在于通过维护健康、促进健康等方式帮助健康人群及亚健康人群建立有序、健康、科学的生活方式，降低致病风险，远离疾病；而一旦出现临床症状，则可以通过就医服务的安排，尽快地恢复健康。良好的沟通可以帮助患者了解自己为什么患病，可能的病因是什么，如何防止病情发展或促进康复。用患者能理解和接受的方式给予健康指导，可以大大提高患者的满意度。

在实际提供就医服务过程中，每一个出院后的患者，在出院前都会收到出院医嘱，出院医嘱中会提示患者在出院后的一段时间内仍要持续用药等，这是最常见的出院健康指导。此外，每一个科室，特别是肿瘤治疗相关科室，会在患者出院后，根据掌握的疾病情况定期对患者进行电话随访，询问患者的身体情况，并对患者的回应与疑问做出指引，如患者在用药过程中存在不适，便可以通过医务人员的电话随访获得指引，或是及时回医院复查。在现代医疗制度中，仍需要不断完善健康指导的各个环节与制度，建立健全一整套健康指导运行系统。

医患沟通的重要性

建立良好的医患关系

1. 良好的医患沟通可以得到患者的信任

提高治疗依从性

2. 良好的依从性是有效治疗的前提

获得详细的病史资料

3. 完整的病史资料可避免误诊、漏诊的发生

制定合理的治疗方案

4. 了解患者的需求，才能制定更符合患者需要的治疗方案

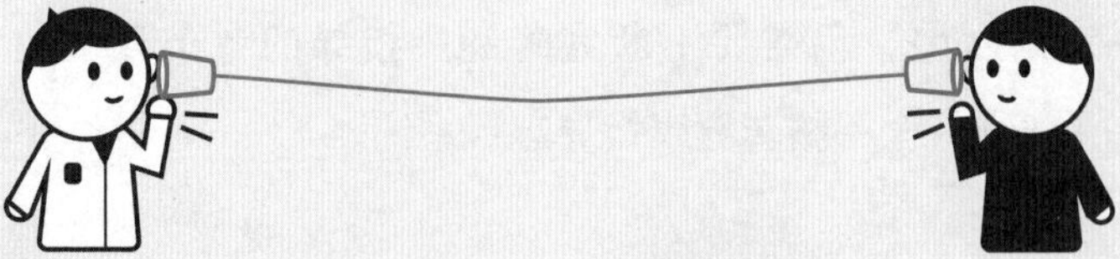

接纳预后

5. 预后是指根据经验预测疾病的发展情况

预防医疗纠纷

6. 缓解医患矛盾和化解医疗纠纷

提供人文关怀

7. 满足患者的身心健康需求，体现对人的生命与身心健康的关爱

健康指导

8. 帮助患者了解和接受病情，提高患者满意度

第三节
医学沟通的方法

一、选择恰当的沟通场所

根据沟通的内容和目标，选择正确的沟通场所，包括患者床旁、医生办公室，有的还需要到专门的接待室或心理治疗室。沟通场所与沟通内容相呼应，是有效沟通的重要保证，能大大提高沟通的成功率。

在沟通场所选择的要素中，沟通环境是关键。医学沟通环境一般会选择安静舒适、对患者的隐私起保护作用的区域，同时要求沟通场所大小适宜，不宜过大也不宜过小，无噪声及干扰物；沟通人员的座位要安排适当，沟通场所的光度和温度要适宜，要备有各种必要的设备，特别是对应科室专业的医学模型。为什么一定要在特定场所进行沟通？就是因为这些场景能够给沟通双方提供深入交流的环境，如果换一个地方，可能就不会有那么好的沟通效果。所以，选择合适的外部环境，对于医学沟通很有必要，特别是围绕“知情、知晓、同意”的目的而进行的沟通。

（一）临床科室沟通场所

1. 地点选择

在科室内部，以方便患者、就近为原则。很多医院通常会在科室的某一角落，隔出一个相对独立的小空间，需有窗户，不应是密闭空间。

2. 面积大小

临床科室沟通场所的面积通常为8～10平方米。

3. 基本设置

放置圆形或方形桌子，对面各两张椅子，或者前后各一张椅子，一般能坐4～6人。墙壁、隔断和桌椅的颜色应该以暖色为基调，不应为冷色，特别是桌面不提倡选择黑色。依据相关卫生行政文件要求，以及平安医院建设[①]的要求，医学沟通场所应配置可录音录像的高清摄像装备，与医院安全保卫监控室互联互通，有条件的医院可配置一键报警器。但总体上要求让沟通场所显得舒适温馨，体现医

① 2022年，国务院办公厅印发《“十四五”国民健康规划》，在提高医疗卫生服务质量方面，该规划着重提出加强平安医院建设。

患双方的平等关系，以促进医患之间的信任程度。

（二）医学沟通场所

医疗机构均会在医院层面设立负责医学沟通的管理部门，这个部门主要处理医疗服务投诉、医疗不良事件和医疗安全质量管理等方面的工作。10多年前，这些工作大部分由医务部门，如医务处、医务部、医务科等部门来负责，而较多大型医院会按照住院患者和门诊患者进行分类，故很多医院的门诊办公室也会负责这类工作。近年来，很多医院成立了专门处理医患关系的部门，如医患关系办公室、服务管理科、医患公共关系科和医疗客服部等。而这些专门部门的沟通场所在人防、物防、技防上是有要求的，卫生行政部门也会依据卫生行政管理的需要做出调整。

1. 地点选择

原则上会选择患者不密集的区域，或者远离医疗核心部门的区域，方便在发生突发紧急事件或群体事件时进行控制，而且交通应该方便，是患者或患者家属能较容易找到的地方。

2. 面积大小

办公面积应不少于40平方米，含办公区域与会谈室，会谈室的面积不少于10平方米。依据相关文件要求，医学沟通时患方人数原则上控制在5人以内。鉴于医方通常会有医疗管理人员、对应临床科室的主诊医生、管床医生、管床护士或护士长，甚至会有保卫部门如保卫科（保安）、属地公安、属地卫生行政人员、属地街道综合维稳人员等，也可能会达到5人。故原则上，会谈室能容纳医患双方约10人以上。

3. 基本设置

会谈室需要设置高清的录音录像摄像头，需与保卫部门主管的监控室联动，并设置一键报警器。原则上医院的投诉接待窗口应当与会谈室分开，而投诉接待窗口也应在摄像头的监控范围内。为了方便突发事件的处理，会谈室应设置患者或其家属与医务人员相对独立的进出通道，尽可能不交叉。故最好在不同方位有门，简单理解为不少于两个门。医学沟通场所平面设计参考见图2.1。

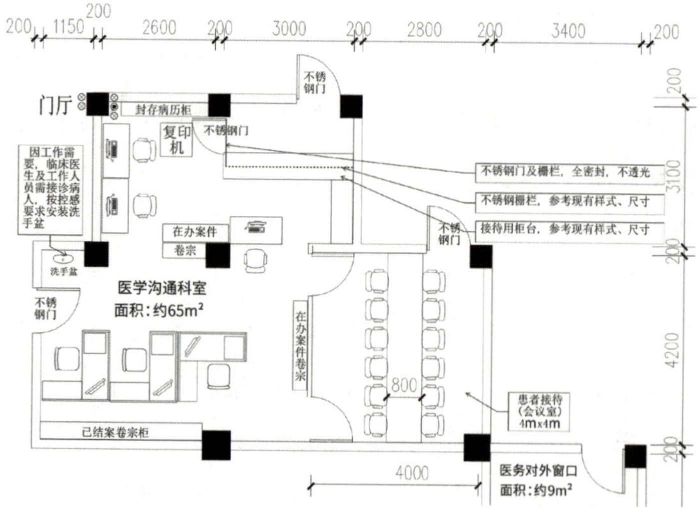

图2.1　医学沟通场所平面设计参考图纸

二、选择正确的沟通形式

医学沟通的形式很多，除日常的问诊、查房等诊疗行为外，在日常工作中，常见的沟通形式还有术前谈话、多学科会诊（MTD）、多部门联合谈话和麻醉床前谈话等。

根据患者的情况及不同的目标，医生需要选择正确的沟通形式，包括语言沟通和非语言沟通。大多数时候采用医生与患者及其家属面对面的口头沟通；一些重要的医学决策往往需要书面沟通，如手术知情同意、患者放弃某项治疗的授权等。而这些谈话往往特别需要医务人员用心去执行，在日常工作中发现，很多医疗不良事件往往是因为这个环节存在不足而导致，特别是一些术科医生，因为工作忙，常常不重视这个环节，术前谈话全交由低年资医生或研究生等助手去完成，手术前与病人可能未曾见过面。每当医疗效果不佳时，患者或患者家属就迁怒医生未按规范告知，很多手术情况未经患者或家属同意，要求医生负责任。依据医疗核心制度的要求，手术医生必须参与术前谈话，在术后24小时内必须参与查房，这些措施可以很好地确保医疗质量。

三、掌握常用的沟通技巧

在医学沟通过程中，需要掌握常用的沟通技巧。

（一）尊重、接纳患者

对患者的尊重与接纳是沟通的前提。根据患者的年龄、性别、身份与职业等，用符合患者文化背景的方式表达对患者的尊重与接纳。对患者的称呼、双方之间的躯体距离、姿势、恰当的目光接触等，都能反映对患者的尊重与接纳。医生应善于通过面部表情表达自己，更要细心观察患者的面部表情变化。合理运用目光接触和面部表情，可以让患者得到鼓励和支持，促进良好的医患沟通。

（二）聆听与共情能力

耐心而认真地聆听患者的陈述，对患者的陈述予以恰当回应并表达理解，设身处地地感受患者的病痛和疾苦并表达同感。世界医学教育联合会《福冈宣言》指出："所有医生必须学会交流和处理人际关系的技能。缺少共鸣（同情）应该看作与技术不够一样，是无能力的表现。"医生的同情心可以提高患者对其专业的满意度，并确保患者得到更好的治疗，因为患者对有同情心的医生更容易敞开心扉。充分考虑患者的观点，建立医患之间的信任，并确保理解患者的主诉和影响健康的心理因素，是临床医疗过程中的关键要素。

（三）明确的沟通目标，围绕沟通目标提问

每一次沟通都应有明确的沟通目标，围绕沟通目标获取信息，并向患者表达支持和关怀，达成诊疗上的共识。在基本清楚患者病情后，围绕疾病诊断或治疗需要的重要

信息进行适当提问，有利于患者更清晰全面地陈述，同时也能提高沟通效率。每一次沟通以达到沟通目标或达成共识为止，如果沟通目标太大，也可能需要分次和分阶段进行沟通，以达到最终目标。

（四）控制沟通中的信息

有效的沟通需要传递与沟通目标相关的信息，双方就此信息交换意见，表达态度、情感和解决方案。在沟通中，要从患者最想了解的方面入手，切中实质，避免重复、片面、敷衍的语言。例如关于选药的问题，就围绕相关信息进行，包括选择药物的原因，药物的价格、副作用、起效时间等，不要在一次沟通中完成太多目标而导致沟通没有效能。

（五）把握沟通语言艺术

沟通中，语言要简练、清晰、通俗和易于理解，不要使用过多的医学术语让患者费解，否则达不到沟通效果，同时，语速、音量都应因人而异，例如对老人或虚弱的患者，要注意将语速放慢些，以简练清晰的语言传递信息。语音要以患者容易听清为宜，情绪要平静，态度要明确、真诚。

（六）尽可能符合患者的文化背景

不同的患者有不同的文化背景，患者的种族、信仰、习俗、生活方式、语言等都可能存在差异。在沟通时只有充分考虑这些因素，才能事半功倍，取得更好的沟通效果。

掌握常用的沟通技巧

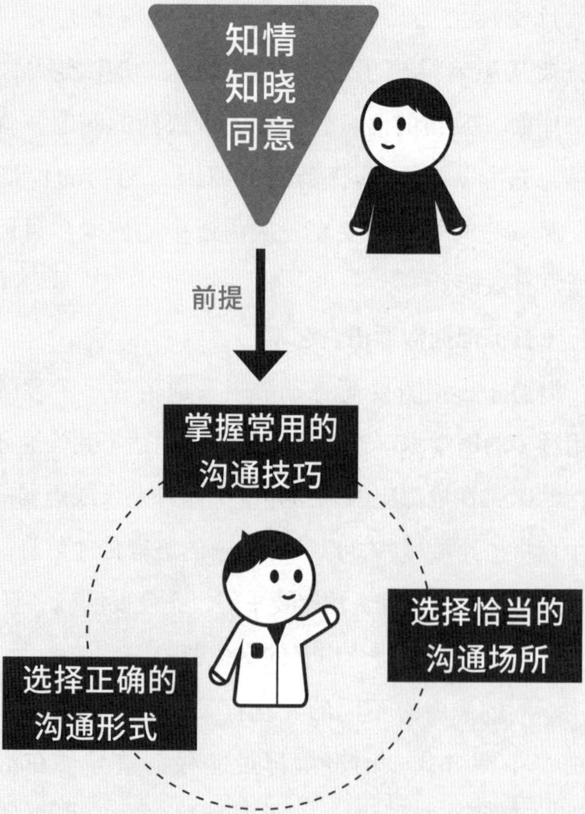

第四节
医学心理沟通的基本技术

医学心理沟通从心理干预的角度看，就是一般心理支持治疗，因此，医学心理沟通的基本技术就是一般心理支持技术。心理支持的技术有很多，这里主要介绍比较常用的个体心理支持技术，希望能帮助医生更好地与患者进行沟通交流和对患者进行心理疏导。

一、倾听

倾听是心理沟通的第一步，也是心理干预的基本技术。倾听可以帮助医务人员了解患者的情况，发现患者的心理问题。同时，倾听也是建立良好医患关系的基础，因此，倾听是对每个医务工作者的基本要求。

（一）倾听的定义和作用

倾听是指在患者讲话的过程中，心理干预者通过视觉和听觉的共同作用，接受和理解患者所传递的信息及情感的过程。倾听既可以表达对患者的尊重，亦可为患者营造轻松、信任的氛围，有利于他们倾诉自己的烦恼。对于医生来说，倾听是一个建立关系、澄清问题、主动引导、理解接纳、积极参与心理沟通的过程。倾听不仅是耳朵在听，更是用心在听，是一个共情的过程。医生不仅要听出患者语言表述中所传递的明确信息，更要听出其话外音、潜台词，从而判断患者主要的心理问题。作为心理沟通的第一步，倾听不仅是为了明确情况，也是为了建立治疗联盟，还兼具助人之功效。因此，医生必须善于倾听，但在倾听时不要做出任何价值评判。

（二）倾听的技术

倾听的技术包括言语性方法和非言语性方法，如提问、澄清、释义、情感反应、复述、重读、非言语关注等。

1. 提问

提问有两种方式，即开放式提问和封闭式提问。开放式提问通常使用“如何”“能否”“什么”“为什么”“愿不愿意”等词向患者发问，有时可以用“怎么”代替“为什么”。封闭式提问通常使用“是不是”“要不要”“有没有”“对不对”等词向患者发问。开放式提问具有交谈自由、信息量大的特点，而封闭式提问虽然包含的信息量较小，但可以更精确地收集患者资料。因此，当医生希望患者就有关问题、思想、情感给予详细说明，或希望患者就某些内容进行深入表达时，可以采取开放式提问；当需要条理化收集患者资料、澄清事实、获取重点或缩小讨论范围时，可以采取封闭式提问。开放式提问虽然信息量大，但可能存在患者诉说的内容较分散、诉说的时间过长等情况；而封闭式提问虽然有利于快速精确地获取所需信息，却可能会剥夺患者充分表达自己的机会。所以，在实践过程中，通常把开放式提问和封闭式提问结合起来进行；而在隔离及防护的环境下，交流不便，封闭式提问可以节省时间。

2. 澄清

澄清是要求患者对模棱两可或隐晦的语句给予详细叙述。澄清反应通常以疑问的形式表达，并以相应的短语作为开始语，如“你是说……”“你能试着再描述……吗”“你能澄清……吗”。

（1）澄清的目的

澄清的第一个目的是使患者表达的信息更加清楚，并确认医生对患者信息知觉的准确性。当医生无法确信自己是否明白患者的信息，需要患者进行详细叙述时，就可以使用澄清反应。第二个目的是检查医生从患者信息中听到的内容，特别是在咨询开始阶段，在做出任何结论之前，一定要求证患者所表达的信息。

（2）澄清的步骤

澄清有四个步骤。第一，确认患者语言信息的内容。第二，确认任何需要检查的含糊或混淆的信息。第三，确定恰当的开始语，如“你能描述……”“你能澄清……”或“你是说……”等。另外，要用疑问语气而不是陈述语气进行澄清反应。第四，要通过倾听和观察患者的反应来评估澄清反应的效果。如果澄清反应起作用，患者就会对信息中含糊或混淆的部分进行释义。如果它没起作用，患者则没有反应，不理睬澄清的要求，或继续做出模糊和省略的陈述。这时，医生可以试图进行进一步的澄清反应，或者转而使用另一种倾听技术。

3. 释义

释义是对患者先前的语言和想法进行再编排，包括有选择地注意患者信息中的认知部分，并将患者的主要想法用医生的语言表述出来。因此，有效的释义不是鹦鹉学舌。再编排时应十分小心地选词，以便能够引起进一步的讨论，或增进对患者信息认知部分的了解，强调患者所表达的最关键词语和想法是很有用的。

（1）释义的作用

在与患者交流过程中，使用释义反应有以下几个作用。第一，通过释义可以让患者知道，你已经理解他的信息，如果你的理解是完整的，患者就会进一步澄清自己的想法。第二，释义可以鼓励患者对一些关键想法或思想做进一步阐释，让他深入地探讨某个重要话题。第三，使用释义反应可以帮助患者将注意力更集中在具有重要意义的特殊情境、事件、思想和行为上，而不至于分心。准确的释义还能阻止患者喋喋不休地重复相同的内容。第四，释义可以帮助患者做决定。

（2）释义的步骤

释义包括五个步骤。第一，医生要在心中重复或回忆患者的信息，如“他告诉我些什么”。第二，医生在心中提炼患者的关键信息，如问自己“在他的信息中存在什么样的情境、人物、物体或思想”，以辨别信息中的内容。第三，选择接近患者的感官词语进行释义。释义可以由许多语句引出，要选择适当的语句，并用感官词语进行表达，如“听起来像”“你感到”等。第四，运用所选择的语句将患者信息的主要内容或概念用自己的语言表达出来。注意，要尽量使自己的语调听起来像陈述句而不是疑问句。第五，通过聆听和观察患者的反应来评价释义效果。如果释义是准确的，患者会以某种方式（言语或非言语）来肯定它的正确性与有效性。

澄清与释义的步骤

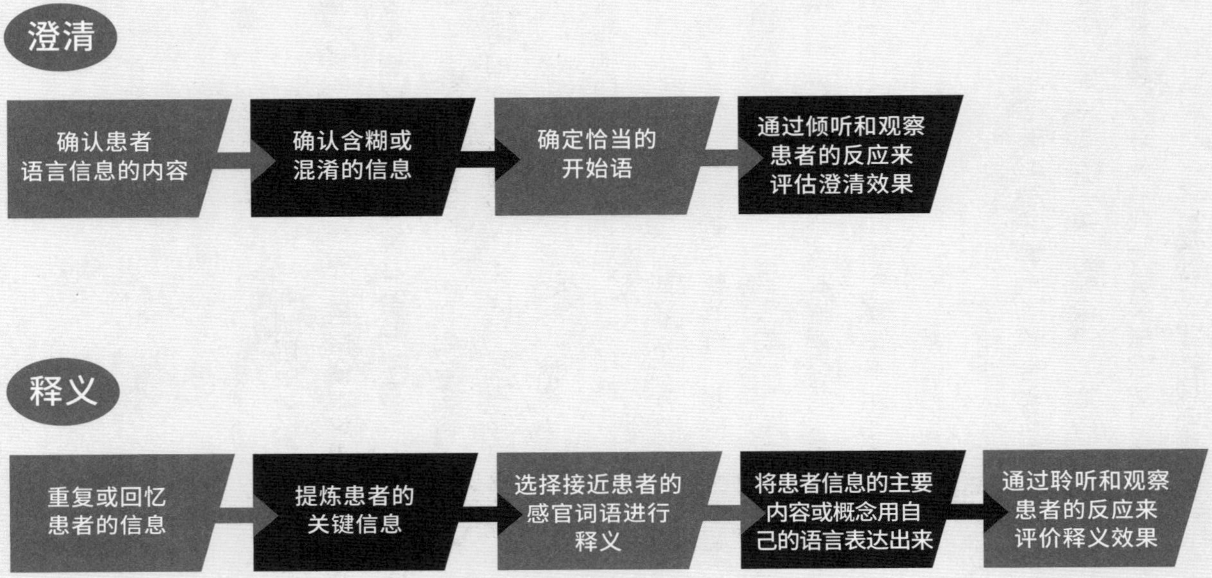
澄清
确认患者
语言信息的内容
确认含糊或
混淆的信息
确定恰当的
开始语
通过倾听和观察
患者的反应来
评估澄清效果
释义
重复或回忆
患者的信息
提炼患者的
关键信息
选择接近患者的
感官词语进行
释义
将患者信息的主要
内容或概念用自
己的语言表达出来
通过聆听和观察
患者的反应来
评价释义效果

4. 情感反应

情感反应指在对患者情感理解基础上的反馈。在沟通中，患者以言语或非言语的方式诉述问题时，总会伴随着一定的情绪，若能细心地捕捉到这些线索，并能了解其中所包含的意义，则可据此做出较为合理的判断和合适的反馈。

（1）情感反应在实践中的注意点

情感反应在实践中的注意点如下：第一，情感反应最有效的方式是针对患者现在的而不是过去的情感进行提问，如“你似乎对我们今天早晨的治疗不满意”比“你一直对我们的治疗不满意”更有效。第二，要善于发现患者的混合情感或矛盾情绪，这有利于在沟通中找到突破口。第三，要善于捕捉患者的情绪性词语，这些词语是推测患者对周围环境认知的良好线索，如“他很讨厌”或“他真有趣”等往往表达了患者的心境。

（2）情感反应的价值

情感反应的价值在于：第一，有助于检验医生对患者理解的准确性。第二，有助于促进双方情感的沟通。医生若能准确地对患者的情感进行反应，就会使患者深切体会到被人理解的感觉，促使患者更深入地表达自己。第三，有助于患者对情感的自我理解和对问题的深入探索。有时患者的情感流露是自发的，或未意识到隐含的意义，若医生能做出准确的反应，可使患者正视被忽视的情感，有利于患者对情感进行梳理，加深对自我的理解和对问题的探索。

5. 复述

复述指医务人员部分或全部地重述患者表达过的内容。

（1）复述对医务人员的帮助

复述有利于医务人员验证自己是否理解患者表达内容中所传递的信息。如果理解正确，就可以促使患者进一步表达；如果发现理解有误，则可以及时修正。同时，复述有利于医务人员整理归纳患者所述的模糊不清的内容，帮助患者对问题进行自我检视。

（2）复述对患者的帮助

由于复述的往往是核心内容，因此复述可促使患者清晰地了解自己说话的主题，使其后续的表达围绕该主题进行。同时，可让患者清晰地认识到医务人员在认真地听自己诉说，增强了患者对医生的信任程度，有利于患者进一步开放内心。

（3）复述时必须注意的地方

复述时必须注意以下几点：首先，不能改变患者表达的基本思想。其次，尽可能使用口语化或简单易懂的词进行复述，避免使用专业性或生僻的词语。最后，不可过度使用复述，否则会给患者留下鹦鹉学舌的印象。

6. 重读

重读是指医务人员选择患者所表达内容中的重要词

语，并以强调性语气进行重复。它不是简单的重复，而是一种着重和强调，基本上借用患者诉说时的原有词语，目的是促使患者对含糊不清的表达再进行详细说明，明确或澄清患者所叙述的内容，引导患者围绕主题继续完成谈话。

7. 非言语关注

在倾听时，非言语关注起着非常重要的作用。医务人员的躯体语言、眼神交流、空间距离等都是传递信息的重要方式。言语表达是心理干预过程中交流信息、沟通情感、建立治疗关系的基本条件，而非言语关注可以对言语内容做出补充修正，其传达的共情态度有时候甚至比言语还多，影响力更大。非言语关注包括目光注视、面部表情、躯体语言、声音特质、空间距离以及衣着步态等，通过这些非言语关注技术，可以使患者的表达实现反馈并传递自己的情感，从而使患者增强被关注感和被重视感，促使其进行自我表达和自我开放。

（三）倾听的要点

运用倾听技术时需注意以下几点：

第一，要求医务人员以机警和共情的态度深入患者内心，细心关注患者的言行，注意其叙述时的犹豫停顿、语调变化以及伴随言语出现的各种表情、姿势、动作等，从而对患者的言语做出更完整的判断。

第二，倾听不仅用耳，更要用心。不仅要清楚患者的言语、表情、动作所表达出来的东西，还要领会患者言语中所隐含的意思。

第三，善于倾听，不仅在于听，在于参与，还要有适当的反应。反应可以是言语性的，也可以是非言语性的。反应的目的是向患者传达倾听的认真态度，促进医患关系和谐，从而促使心理干预向良性方向发展。

第四，倾听时不要急于下结论，不要轻视患者的问题，不要干扰或转移患者的话题，更不要对患者所谈的内容做出道德或正确与否的评判。

第五，在倾听时不可以提问过多、概述过多或做出不适当的情感反应，要适当地给予鼓励性回应。

二、共情

共情又称神入、投情、同理心、通情达理、设身处地等，是心理沟通产生效果最重要的技术。共情是一个复杂过程，其中包含认知分析、情感反应等技术要素。

共情的作用在于以下几点：第一，能设身处地地理解患者，从而更准确地把握患者信息。第二，共情氛围中的患者会感到自己被理解、悦纳，从而体会到愉悦满足感，对心理干预的进程具有积极影响。第三，迫切需要获得理解、关怀和进行情感倾诉的患者更容易取得治疗效果。

（一）共情的定义

根据罗杰斯的观点，共情是指体验别人内心世界的能力。它包括三方面的含义：第一，医务人员借助患者的言行，深入患者内心去体验他的情感和思维。第二，医务人员根据自身知识和经验，把握患者的体验与其阅历和人格之间的联系，更好地理解问题的本质。第三，医务人员运用咨询技巧，把自己的共情传达给患者，以影响患者并取得反馈。

共情可以促进良好关系的建立，鼓励并促使患者深入地进行自我探索、自我表达、认识自我，进而促进医患双方深入地了解和交流，取得医疗质量提高的效果。

（二）共情的方法

一般可采取以下具体方法达到共情目的。

1. 言语关注及非言语关注

医务人员表达共情时，除了“嗯”“哦”等言语表达外，还需要适时、恰当地结合非言语表达方式，以更好地实现共情。非言语表达方式包括目光传递（肯定的或探寻的眼神)、面部细微的表情、身体姿势（前倾的姿势）、动作（点头或摇头)、空间距离等。

2. 积极反馈

在临床工作中，因患者特点各异，由此产生的问题也会因人而异，这就需要医务人员针对不同患者和不同问题进行有针对性的处理。一般把共情划分为初级阶段和高级阶段两个阶段，初级阶段指医务人员回应患者明确表达出来的那些想法，高级阶段指医务人员的回应反映出患者言语表达和非言语表达中隐含的意思，因此高级阶段更有利于患者澄清和了解自我。那些迫切希望得到理解、迫切需要表达自我内心感受的患者更需要共情。

3. 换位思考

换位思考指医务人员站在患者的角度来考虑患者所遇到的问题，它要求医务人员从患者所处的角度看待问题。而不是要求医务人员必须与患者具备相同的阅历。医务人员要在尽可能了解患者人格特点、生活态度和价值观的基础上，最大限度地包容患者，才能理解并体验患者的内心世界。

三、安慰与开导

安慰与开导是临床工作中经常被使用的技术。患病的人总是顾虑重重，对自己的健康忧心忡忡，往往只看到问题的消极面而看不到希望，内心无意识地夸大自身疾病的严重程度。因此，医务人员需要安慰与开导患者，使其面对现实、面对疾病，并以一些生动的事例引导患者，使其充分发挥潜能，以积极的态度和行为面对人生、克服困难，树立战胜疾病的信心。

（一）安慰与开导的定义

安慰与开导是指医务人员借助言语行为和非言语行为向具有负面消极心理的患者传递支持、理解和鼓励的信息，并引导患者积极向上的过程。适时、适度的安慰与开导能消除患者的负面情绪，有利于提高临床治疗效果。一个人，无论他病前多么坚强，一旦患病，其心理、生理都可能失去平衡，此时来自外界的安慰与开导会为他营造一个亲切、温暖、轻松的治疗氛围，有助于患者尽快恢复心理、生理平衡，增强其正确面对困难和战胜疾病的信心，提高治疗效果。

（二）安慰与开导的方法

虽然每个患者的病情不同，性格各异，但下述方法可以普遍适用于对患者进行安慰与开导。

1. 树立信心

人患病以后，往往会不自主地陷入消极低沉、萎靡不振甚至悲观厌世的心境中。因此，医务人员可结合患者所患疾病的特点、患者自身的优势、临床治疗成功的典型病例，分析患者问题的解决方案，为患者树立战胜疾病的信心，同时予以鼓励和支持，促使患者感受到生机的存在，使其产生积极康复的动机。

2. 鼓励宣泄

人患病以后，可能产生很多消极、愤懑的情绪，导致其心理、生理失衡，甚至导致病情进一步恶化，这种情况多见于那些平素性格内向、不善于表达的患者。医务人员要善于把握这类患者的特点，积极鼓励和引导他们合理地宣泄不良情绪，并主动为他们创造合适的宣泄情绪的环境和机会。此举可以缓解患者的精神压力，促进其身心释然，从而恢复有效的自我心理调适，更积极地配合临床治疗，走向康复之路。

3. 开导指导

患者在接受临床治疗的过程中，因人生观、价值观、性格特点等综合心理素质和病情的不同，会产生各种复杂失衡的心态，甚至扭曲认知，而这些扭曲的认知往往以负面消极为特征，不利于治疗。因此，医务人员要充分了解患者的心理行为特点，让患者正确认识疾病的发展规律，在此基础上对患者展开正面的开导和指导，促使其积极地面对现实、面对未来。

4. 亲近微笑

恐惧和孤独感往往会伴随着患者，尤其是儿童患者和老年患者。因此，医务人员在进行安慰与开导时，可适当拉近与患者之间的距离，如与患者面对面而坐、拉着患者的手聆听其倾诉等，缩小医患之间的心理距离。同时，多采用微笑的表情、关切的眼神关注患者，使其感受到医务人员源自内心的真诚和关心。亲近与微笑可以增强医患之间的信任感，有利于良好治疗联盟的建立，进而减轻患者的心理压力，使他们的心灵得到安慰。

安慰与开导的方法

患者状态		解决方法	
消极	低沉、萎靡不振	树立信心	结合所患疾病的特点、自身的优势、临床治疗成功的典型病例。
愤懑	压力、抑郁烦闷	鼓励宣泄	引导患者合理地宣泄不良情绪，创造合适的宣泄环境。
失衡	心态失衡、扭曲	开导指导	充分了解患者的心理行为特点，让患者正确认识疾病的发展规律。
孤独	留守儿童、老人	亲近微笑	拉近与患者之间的距离，与患者面对面而坐、拉着患者的手聆听其倾诉。

（三）安慰与开导的注意事项

在进行安慰与开导时需要注意以下几点：

1. 安慰与开导是艺术

医务人员不仅要具备丰富的医学和心理学知识，还要掌握社会学、伦理学和哲学等方面的知识，更要在实际干预时能够融会贯通，广泛协调方方面面。因此，安慰与开导是医务人员综合素质和职业操守的综合表现，也是一门艺术。

2. 良好的医患关系是基础

安慰与开导必须建立在良好的医患关系基础之上，以医务人员具有权威性的评价和解释来实现。

3. 具体问题具体处理

安慰与开导应根据患者情况的不同合理采用，并与不同治疗阶段相结合，而不能泛泛而行。

四、解释、建议和指导

在临床实践中，医务人员在操作前后应及时地向患者及其亲属进行必要的解释、建议和指导，合理的解释、建议和指导可以帮助患者及其亲属了解医务人员实施医疗护理操作的目的，消除患者内心的疑虑，促使患者积极配合各项临床治疗和护理操作，进而提高护理和治疗效果，提高患者满意度，最终实现“以患者为中心”的人性化服务。

（一）解释、建议和指导的内涵

解释、建议和指导是指医务人员根据一定的心理学理论，结合自身的医学知识背景和工作生活经验，针对患者的问题和困惑做出说明，并直接地指示患者做某件事、说某些话或以某种方式行动。临床上，若要针对不同患者的问题做出令其信服的解释、建议和指导，就要求医务人员必须具备扎实的医学心理学理论知识和丰富的人生阅历，并能够将这些知识与临床工作情况有机地结合起来。正因如此，这一技术的效果受多种因素的影响，不仅取决于医务人员的知识背景，还取决于医务人员能否在临床护理中灵活、熟练和创造性地将其加以运用。

（二）解释、建议和指导的方法

1. 相关知识的宣教

这一方法适用于门诊患者和住院患者。在门诊，主要是针对前来咨询的患者和患者家属进行答疑解惑、分类引导。针对住院患者的知识宣教则包括更多的内容，例如：医务人员为患者详细介绍病房环境、主治医师、责任护士及相关规章制度；详细询问病史，进行仔细体检，全面收集患者的相关信息；就患者所患疾病的病情程度、发展规律及转归等给予适当的宣教。在进行知识宣教时，医务人员必须向患者解释原因并给出具体建议和指导，且建议和指导一定要有可操作性。

2. 医疗操作的说明

无论是门诊患者还是住院患者，都会接触到各种不同的操作性治疗。对于患者来说，有些治疗操作以前经历过，有些治疗操作则从未接触过，此时医务人员要通过对这些操作进行说明来履行解释、建议和指导的义务。

3. 通俗化的语言

医患之间沟通的最大障碍在于医患双方信息不对称。医务人员进行解释、建议和指导时，宜以通俗化语言为主，便于患者及其家属理解。尤其是针对那些来自偏远农村或山区、方言浓重、文化程度和认识水平偏低的患者，应尽量不使用医疗专业术语，而是运用患者能够理解的通俗语言，尤其是采用恰当的比喻，予以合适的解释、建议和指导。对于必须使用医疗专业术语的，医生可用图片、模型或录像给予形象化的解释说明。若医患之间的语言沟通理解出现不畅，就会导致患者对将要进行的治疗操作产生担心、恐惧的心理，进而不利于患者的康复。

（三）解释、建议和指导的注意事项

解释、建议和指导的注意事项如下：

1. 态度真诚

解释、建议和指导是医患之间的一种互动，医务人员在其中扮演的是主动角色，宜保持积极愉快的情绪，真诚地对待患者，给予患者关爱和照顾，不要使解释、建议和指导流于形式。

2. 科学系统

解释、建议和指导必须建立在科学的理论基础之上，根据患者的实际情况进行系统分析，在得出科学结果的基础上再进行合理的解释、建议和指导。

3. 积极正面

医务人员在进行解释、建议和指导时必须考虑到对患者的积极影响，尽量不要给患者带来负面、消极的影响，不能因为解释、建议和指导而让患者背上沉重的心理负担，否则会与良好的干预初衷背道而驰。

4. 循序渐进

医务人员在进行解释、建议和指导前，需要采取一些铺垫性的措施（包括言语的措施和非言语的措施），在患者有了足够的心理准备后，再予以恰当的解释、建议和指导，避免给患者造成心理冲击。

5. 具体化技术指导

医务人员协助患者清楚、准确地表述他们的观点、所用的概念、所体验到的情感以及所经历的事情。患者因为各种各样的原因，所叙述的思想、情感、事件等常常是模糊的、混乱的、矛盾的，甚至是不合理的，会使问题变得越来越复杂、纠缠不清，这常常是引起患者困扰的重要原因之一。由于患者的不具体叙述，医务人员把握的信息很可能是模糊的、错误的，因此难以有针对性地开展工作。医务人员借助具体化的咨询技术，有利于澄清患者所表达的那些模糊不清的观念及问题，把握患者的真实情况。同时，具体化的咨询技术也能使患者弄清自己的所思所感，从而促进咨询的顺利进行。具体化技术指导的方法如下：

第一，将模糊不清的问题具体化。如果患者用含糊的字词表达其心理问题，如“我烦死了”“我感到绝望”等，医务人员应设法将模糊的情绪、思想清晰化，让患者具体描述来龙去脉或者让患者举例说明。另外，当患者或其家属对疾病的概念不清晰、未曾真正了解这一疾病就乱贴标签时，医务人员也需对患者及其家属不明确的问题予以具体化。如某患者声称自己神经衰弱，担心会影响学习、损害健康，甚至发展为“神经病”，但经过沟通发现，该患者仅仅是存在失眠症状而已。

第二，将认知有偏差的问题具体化。患者采用以偏概全的思维方式，将个别事件上升为一般结论，或将对某一事件的看法发展成对某人的看法，把过去的影响扩大到现在和未来。如患者出现“我全身都痛”“我也不知道哪里疼，总之很疼”“我没有胃口，什么都不想吃”等描述，此时需要医务人员予以梳理辨析。当患者说“上一次，医生总是让我去做这个检查、那个检查，只是为了骗我的钱，检查都是没有用的”时，这是一种认知偏差，需要医务人员耐心找出患者产生这种认知的根源，予以澄清，用认知疗法来改变其错误的认知。

第三章

医疗用语法律属性

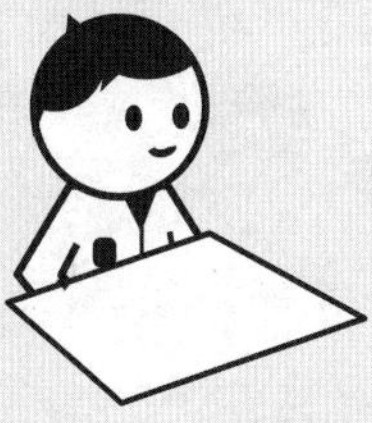

近年来，我国的卫生立法逐步完善，不同级别、不同类别的法律法规和部门规章制度及技术操作规程、指南等陆续颁布。这是医疗机构依法执业、医务人员依法行医的重要根据，也是判断医疗活动是否违法、是否构成医疗事故或医疗差错的重要依据。当发生医疗纠纷时，不管是医方还是患方均需采用合法途径，依照医疗纠纷处理相关政策法规来处理，才能最终保护自己的合法权益。在医疗纠纷案件的处理中，通常会把案件处理以涉及的法规为标准分为行政违法范畴、医疗损害违法范畴、综合违法范畴。

医疗用语作为一个特殊的领域语言，具有特殊性、应用性、综合性、严谨性、礼貌性、情感性、保密性等鲜明特征，在相关医疗政策法规层面，对患者的“知情告知同意”权益上的明确保护，也赋予医疗用语的法律属性。随着智能手机以及网络自媒体的迅速发展，患者或其家属有意或无意地对医疗行为（特别是医患对话）进行录音录像，故依法沟通、规范用语的重要性日益凸显，成为医疗纠纷防范中的一个新课题。

本章结构

医疗用语法律属性

- 第一节 **医疗行政法规范畴**
  - 《医疗机构管理条例》相关规定 △
  - 常见医疗事故处理常识 △
- 第二节 **医疗损害法规范畴**
  - △《民法典》对医疗损害责任的相关规定
  - △ 对医疗损害鉴定的相关规定
- 第三节 **医疗纠纷处理相关规定**
  - 处理医疗纠纷的途径 △
  - 医疗纠纷投诉处理基本原则 △

第一节
医疗行政法规范畴

行政法规是国务院为领导和管理国家各项行政工作，根据宪法和法律及《行政法规制定程序条例》的相关规定而制定的政治、经济、教育、科技、文化、外事等各类法规的总称；是指国务院根据宪法和法律，按照法定程序制定的有关行使行政权力、履行行政职责的规范性文件的总称。行政法规的制定主体是国务院，行政法规根据宪法和法律的授权制定，必须经过法定程序制定，具有法的效力。行政法规一般由条例、办法、实施细则、规定等形式组成。发布行政法规需要国务院总理签署国务院令。行政法规的效力仅次于宪法和法律，高于部门规章和地方性法规。

行政规章分为部门规章和地方规章。部门规章是指国务院各组成部门以及具有行政管理职能的直属机构根据法律和国务院的行政法规、决定、命令，在本部门权限内按照规定程序制定的规范性文件的总称。地方规章是指省、自治区、直辖市以及较大的市的人民政府根据法律、行政法规、地方性法规所制定的普遍适用于本地区行政管理工作的规范性文件的总称。行政规章是行政管理活动的重要根据，其数量之多、适用范围之广、使用频率之高均居行政法各表现形式之首。

涉及医疗纠纷投诉的行政法规很多，而最常用的行政法规有《医疗机构管理条例》《医疗质量管理办法》《医疗质量安全核心制度要点》《医疗纠纷预防和处理条例》等。

一、《医疗机构管理条例》相关规定

《医疗机构管理条例》是为加强对医疗机构的管理，促进医疗卫生事业的发展，保障公民健康而制定的，由国务院于1994年2月26日发布，根据2016年2月6日《国务院关于修改部分行政法规的决定》进行第一次修订，根据2022年3月29日《国务院关于修改和废止部分行政法规的决定》进行第二次修订。大型医院较容易触碰的条款主要为以下内容。

（一）执业资质监管条文

《医疗机构管理条例》规定如下：

第二十七条　医疗机构不得使用非卫生技术人员从事医疗卫生技术工作。

下文将采用案例分析的方法对该条文进行解释。

案例一：某大型综合医院的一名规培医生，在还未取得执业医师资格的时候，与带教老师一起接诊某术后需在门诊进行清创处理的患者，在没有带教老师在场的情况下，多次让此患者挂带教老师的门诊号后单独接诊。此后该规培医生与患者互加微信多次联系，患者表示上班时间来复诊不方便，希望可以在非上班时间复诊，规培医生便建议患者到某私人诊所复诊，并在该诊所多次单独接诊此患者。一年多以后，患者向私人诊所属地、市、省卫生行政部门投诉，称该规培医生无证执业，造成其身体损害，要求规培医生作出赔偿，并对规培医生进行处罚。案件后续处理情况见表3.1。

表3.1　案例一后续处理情况

案件处理阶段	详细说明
纠纷处理结果	鉴于患者向私人诊所提出高额赔偿，未能达成和解，第三方机构建议患者依法维权，通过诉讼等途径解决。属地卫生行政部门对私人诊所、规培医生个人根据《医疗机构管理条例》第二十七条“医疗机构不得使用非卫生技术人员从事医疗卫生技术工作”的规定作出处罚，含对规培医生较高金额的罚款处理
	鉴于患者向市、省卫生行政部门信访投诉，市卫生监督所对规培医生所在医院进行卫生行政执法，根据《医疗机构管理条例》第二十七条“医疗机构不得使用非卫生技术人员从事医疗卫生技术工作”的规定对医院作出行政处罚，对规培医生作出较高金额的罚款处理

案例二：某女性患者，在某医院实施子宫肌瘤手术后，出现输尿管阴道瘘、感染等并发症，随后回手术医院复诊，并再次入院治疗。医务人员完善相关检查，同时发现膀胱息肉，经讨论，拟由原手术医生行再次手术，履行术前谈话等告知手续，经患者及其家属签署知情同意书后，择期手术。患者康复出院一年后，向医院及卫生行政部门投诉手术医生跨界手术，非法执业，要求医院高额赔偿。案件后续处理情况见表3.2。

表3.2 案例二后续处理情况

案件处理阶段	详细说明
纠纷处理结果	鉴于患方提出高额的赔偿要求，且院方认为患者出现阴道瘘、感染等属于正常并发症，患方诉求不合理，未达成和解
	患方向卫健委信访投诉，卫健委委托卫生监督所对医院进行卫生行政调查，认定院方的再次手术，即对膀胱息肉的处理违法。违法理由主要为：第一，膀胱息肉为泌尿外科执业范畴，院方未组织泌尿外科医生会诊并制定膀胱息肉治疗方案；第二，术者为妇科医生，不具备实施泌尿外科手术资质，为跨界手术；第三，本手术为择期手术，不属于跨界手术豁免范围。根据《医疗机构管理条例》第二十七条“医疗机构不得使用非卫生技术人员从事医疗卫生技术工作”的规定对医院作出行政处罚，以及对医生个人作出较高金额的罚款处理
院方申辩意见	手术医生为高年资主任医师，不是“非卫生技术人员”，卫生行政部门根据《医疗机构管理条例》第二十七条“医疗机构不得使用非卫生技术人员从事医疗卫生技术工作”的规定对医疗机构和手术医生作出行政处罚适用条款错误
卫生行政部门回复意见	妇科医生在不具备泌尿外科疾病手术资质的情况下进行泌尿外科的择期手术，可认定为非法执业，根据《医疗机构管理条例》第二十七条“医疗机构不得使用非卫生技术人员从事医疗卫生技术工作”的规定作出行政处罚，适用条款恰当

增强医务人员依法执业、规范行医的意识非常重要，特别是承担教学任务的大型医院，日常工作中经常有无证的实习生、研究生参与诊疗活动。一些无证医生经过一段时间的工作后，自认为已熟悉业务，便单独执行诊疗活动，也在病历资料上单独签名，或冒充上级医生签名。这些均是严重违反卫生行政法规的行为，会受到卫生行政管理部门的处罚。

（二）知情同意书书面材料监管条文

《医疗机构管理条例》规定如下：

> 第三十二条　医务人员在诊疗活动中应当向患者说明病情和医疗措施。需要实施手术、特殊检查、特殊治疗的，医务人员应当及时向患者具体说明医疗风险、替代医疗方案等情况，并取得其明确同意；不能或者不宜向患者说明的，应当向患者的近亲属说明，并取得其明确同意。因抢救生命垂危的患者等紧急情况，不能取得患者或者其近亲属意见的，经医疗机构负责人或者授权的负责人批准，可以立即实施相应的医疗措施。

下文将采用案例分析的方法对该条文进行解释。

案例三：某30岁女性患者，因“右腰痛伴血尿一周”入院治疗，行经尿道输尿管软镜钬激光碎石术，术后患者大量血尿，考虑右肾出血，行开放手术探查止血，术后转重症监护室。患者多次出现癫痫发作，考虑多发性脑梗死，虽积极治疗三月余，但最终抢救无效死亡。案件后续处理情况见表3.3。

表3.3 案例三后续处理情况

案件处理阶段	详细说明
纠纷处理结果	患方申请医疗事故鉴定，鉴定专家分析认为院方存在以下不足：第一，对患者尿道感染估计不足；第二，对患者手术方式把握欠妥；第三，对并发症的诊治出现误判。院方对长期卧床危重患者易发生心脑血管栓塞警示不够，未对该类患者实施预防措施，患者脑栓塞发生前，病历记载中也无预防栓塞发生的病情讨论分析，患者最终因脑栓塞并继发出血死亡。患者的死亡与院方上述医疗过失之间存在因果关系，构成一级甲等医疗事故，院方承担主要责任

续表

案件处理阶段	详细说明
纠纷处理结果	本案患方向卫健委投诉院方存在医疗过错，卫健委委托卫生监督所行政执法，发现患者于星期一手术之前，星期六上午有主管教授查房记录“患者情况无异常”等病程记录，而该星期六、星期日两天患者请假不在院，故判定院方存在“伪造病历”行为，对个人、医疗机构作出对应的行政处罚。院方对卫生监督所的行政处罚不服，提出异议，认为主管教授确实在该星期六有回院查房，以其他患者的病历记录为佐证，另外，书写内容无恶意，只是常规的病历书写内容，且在手术前书写，并无预知患者会出现手术意外，为“善意”书写，不应判罚。经复议，认为伪造病历证据确凿，维持处罚决定

在医疗纠纷的处理中，病历书写存在不足几乎可以说是所有医疗机构都要面对的“心病”，甚至可以说是“一抓一个准”。

《医疗纠纷预防和处理条例》规定如下：

第十五条　任何单位和个人不得篡改、伪造、隐匿、毁灭或者抢夺病历资料。

卫生行政部门加强对病历书写缺陷的处罚，也许是诸多措施中最有效的方式。

在医疗纠纷案件处理过程中，医方在履行告知义务时，经常出现以下不足：

- 术前签署的手术知情同意书所示的手术名称与手术记录单上的手术名称不符。
- 术前告知以及签署手术知情同意书的医生非医疗组医生。
- 术中出现意外，需更换术式，未签署知情同意书。
- 经术前讨论，极易出现的并发症未在知情同意书中提及。
- 知情同意书书写不规范，无手术备选方案。
- 医生在患者或其家属签署手术知情同意书后，认为有些内容未提及，在未征得患者或其家属同意的情况下，擅自增加内容。

《民法典》规定如下：

第一千二百一十九条　医务人员在诊疗活动中应当向患者说明病情和医疗措施。需要实施手术、特殊检查、特殊治疗的，医务人员应当及时向患者具体说明医疗风险、替代医疗方案等情况，并取得其明确同意；不能或者不宜向患者说明的，应当向患者的近亲属说明，并取得其明确同意。

医务人员未尽到前款义务，造成患者损害的，医疗机构应当承担赔偿责任。

从这个条款可以看出，国家对保障患者或患者家属的合法权益是非常重视的。然而，在大多数的医疗纠纷案件中，医方均存在履行告知义务方面不足的情况，从最近几年的纠纷案件看，告知不足是纠纷投诉的热点。告知不足频发的原因很多，除与医患双方信息不对称等有关以外，也与部分医务人员法律意识淡薄，以及“医疗行为，医生说了算”的思维方式有关。

早在1998年，大连医科大学伦理学专家赵明杰教授就首次向国内同行介绍了SDM（Shared Decision Making）这一概念，强调患者在医疗行为中的重要作用和价值。SDM，即共同决策，指的是在进行医疗决策时，医务人员首先充分告知患者及其家属（或监护人等）各种治疗方法的利弊，患者及其家属（或监护人等）通过权衡这些利弊，与医务人员充分沟通，最后共同做出决策。因而，让医务人员重视与患者或患者家属的充分沟通，使患者或患者家属多参与医疗方案的决策，实实在在地让患者或患者家属知情、了解、同意诊疗行为的“知情同意书”，可有效改善告知不足的情况。

二、常见医疗事故处理常识

国务院颁发的《医疗事故处理条例》已于2002年9月1日起施行，条例的总则中，将医疗事故明确定义为“医疗机构及其医务人员在医疗活动中，违反医疗卫生管理法律、行政法规、部门规章和诊疗护理规范、常规，过失造成患者人身损害的事故”，提出了医疗事故的过错原则，即行为的违法性。

（一）医疗事故的分级规定

《医疗事故处理条例》规定见表3.4。

表3.4　医疗事故分级

医疗事故分级	分级依据
一级	造成患者死亡、重度残疾的
二级	造成患者中度残疾、器官组织损伤导致严重功能障碍的
三级	造成患者轻度残疾、器官组织损伤导致一般功能障碍的
四级	造成患者明显人身损害的其他后果的

注：具体分级标准由国务院卫生行政部门制定。

（二）构成医疗事故对应处罚

《医疗事故处理条例》规定如下：

第五十五条　医疗机构发生医疗事故的，由卫生行政部门根据医疗事故等级和情节，给予警告；情节严重的，责令限期停业整顿直至由原发证部门吊销执业许可证，对负有责任的医务人员依照刑法关于医疗事故罪的规定，依法追究刑事责任；尚不够刑事处罚的，依法给予行政处分或者纪律处分。

对发生医疗事故的有关医务人员，除依照前款处罚外，卫生行政部门并可以责令暂停6个月以上1年以下执业活动；情节严重的，吊销其执业证书。

并非发生医疗事故就一定构成医疗事故罪。医疗事故罪是指医务人员由于严重不负责任，造成就诊人死亡或者严重损害就诊人身体健康的行为。医疗事故罪，处三年以下有期徒刑或者拘役。医疗事故罪的评价标准是“严重不负责任”，而非医疗事故本身。也就是说，医疗事故罪只处罚“严重不负责任”造成的医疗事故行为，即使发生医疗事故，没有达到“严重不负责任”的程度，则不构成医疗事故罪。

1. 医疗机构与医务人员发生医疗事故应承担的法律责任

医疗机构与医务人员发生医疗事故，根据《医疗事故处理条例》第四十六条至第五十二条规定，第五十五条至第五十六条规定，以及《中华人民共和国刑法》第三百三十五条规定，依法承担下列责任，见表3.5。

表3.5 医疗机构与医务人员发生医疗事故应承担的法律责任

法律责任	详细说明
民事赔偿责任	民事赔偿责任即赔偿患者或患者家属经济损失。各项赔偿项目在《医疗事故处理条例》中已有详细规定，可以对号入座；关于具体的赔偿数额，患方可以通过卫生行政部门调解确定，也可以向人民法院提起民事赔偿诉讼确定；赔偿项目确定后一次性支付，赔偿结束后不得再反悔
行政责任	对于医疗机构，由卫生行政部门根据医疗事故等级和情节，给予警告；情节严重的，责令限期停业整顿直至由原发证部门吊销执业许可证。对于发生医疗事故的医务人员，卫生行政部门责令暂停 6 个月以上 1 年以下执业活动；情节严重的，吊销其执业证书
刑事责任	对负有责任的医务人员依照《中华人民共和国刑法》第三百三十五条关于医疗事故罪的规定，依法追究刑事责任

此外，《广东省医疗机构不良违法执业行为记分管理办法（2023年版）（修订稿）》作出如下规定：

> 第六条　医疗机构不良执业行为记分实行累积记分制度。

该办法同时发布了广东省医疗机构不良执业行为记分分值表，在医疗安全管理方面作出相关规定，见表3.6。

表3.6　广东省医疗机构不良执业行为记分分值表（部分）

类别	序号	不良执业行为情形	记分分值／分
医疗安全管理	53	未按规定上报医疗质量安全事件	2
	54	发生一、二级医疗事故（损害），医疗机构负次要责任	4
	55	发生一、二级医疗事故（损害），医疗机构负完全或主要责任	6
	56	发生三、四级医疗事故（损害），医疗机构负次要责任	2
	57	发生三、四级医疗事故（损害），医疗机构负完全或主要责任	4

2. 医师在执业活动中发生医疗事故应承担的法律责任

《中华人民共和国医师法》规定如下：

第三十三条　在执业活动中有下列情形之一的，医师应当按照有关规定及时向所在医疗卫生机构或者有关部门、机构报告：

（一）发现传染病、突发不明原因疾病或者异常健康事件；

（二）发生或者发现医疗事故；

（三）发现可能与药品、医疗器械有关的不良反应或者不良事件；

（四）发现假药或者劣药；

（五）发现患者涉嫌伤害事件或者非正常死亡；

（六）法律、法规规定的其他情形。

第五十五条　违反本法规定，医师在执业活动中有下列行为之一的，由县级以上人民政府卫生健康主管部门责令改正，给予警告；情节严重的，责令暂停六个月以上一年以下执业活动直至吊销医师执业证书：

（一）在提供医疗卫生服务或者开展医学临床研究中，未按照规定履行告知义务或者取得知情同意；

（二）对需要紧急救治的患者，拒绝急救处置，或者由于不负责任延误诊治；

（三）遇有自然灾害、事故灾难、公共卫生事件和社会安全事件等严重威胁人民生命健康的突发事件时，不服从卫生健康主管部门调遣；

（四）未按照规定报告有关情形；

（五）违反法律、法规、规章或者执业规范，造成医疗事故或者其他严重后果。

第六十三条　违反本法规定，构成犯罪的，依法追究刑事责任；造成人身、财产损害的，依法承担民事责任。

3. 医疗事故鉴定专家回避制度

《医疗事故处理条例》规定如下：

第二十六条 专家鉴定组成员有下列情形之一的，应当回避，当事人也可以以口头或者书面的方式申请其回避：

（一）是医疗事故争议当事人或者当事人的近亲属的；

（二）与医疗事故争议有利害关系的；

（三）与医疗事故争议当事人有其他关系，可能影响公正鉴定的。

4. 不构成医疗事故的情形

《医疗事故处理条例》规定如下：

第三十三条 有下列情形之一的，不属于医疗事故：

（一）在紧急情况下为抢救垂危患者生命而采取紧急医学措施造成不良后果的；

（二）在医疗活动中由于患者病情异常或者患者体质特殊而发生医疗意外的；

（三）在现有医学科学技术条件下，发生无法预料或者不能防范的不良后果的；

（四）无过错输血感染造成不良后果的；

（五）因患方原因延误诊疗导致不良后果的；

（六）因不可抗力造成不良后果的。

5. 医疗事故赔偿应当考虑的因素

《医疗事故处理条例》规定如下：

第四十九条　医疗事故赔偿，应当考虑下列因素，确定具体赔偿数额：

（一）医疗事故等级；

（二）医疗过失行为在医疗事故损害后果中的责任程度；

（三）医疗事故损害后果与患者原有疾病状况之间的关系。

不属于医疗事故的，医疗机构不承担赔偿责任。

6. 医疗事故赔偿项目与标准计算

《医疗事故处理条例》第五十条对医疗事故赔偿作出相关规定，医疗事故赔偿按照下列项目和标准计算，见表3.7。

表3.7 医疗事故赔偿项目与标准计算

医疗事故赔偿项目	医疗事故赔偿标准计算
医疗费	按照医疗事故对患者造成的人身损害进行治疗所发生的医疗费用计算，凭据支付，但不包括原发病医疗费用。结案后确实需要继续治疗的，按照基本医疗费用支付
误工费	患者有固定收入的，按照本人因误工减少的固定收入计算，对收入高于医疗事故发生地上一年度职工年平均工资 3 倍以上的，按照 3 倍计算；无固定收入的，按照医疗事故发生地上一年度职工年平均工资计算
住院伙食补助费	按照医疗事故发生地国家机关一般工作人员的出差伙食补助标准计算
陪护费	患者住院期间需要专人陪护的，按照医疗事故发生地上一年度职工年平均工资计算
残疾生活补助费	根据伤残等级，按照医疗事故发生地居民年平均生活费计算，自定残之月起最长赔偿 30 年；但是，60 周岁以上的，不超过 15 年；70 周岁以上的，不超过 5 年
残疾用具费	因残疾需要配置补偿功能器具的，凭医疗机构证明，按照普及型器具的费用计算
丧葬费	按照医疗事故发生地规定的丧葬费补助标准计算

续表

医疗事故赔偿项目	医疗事故赔偿标准计算
被扶养人生活费	以死者生前或者残疾者丧失劳动能力前实际扶养且没有劳动能力的人为限，按照其户籍所在地或者居所地居民最低生活保障标准计算。对不满16周岁的，扶养到16周岁。对年满16周岁但无劳动能力的，扶养20年；但是，60周岁以上的，不超过15年；70周岁以上的，不超过5年
交通费	按照患者实际必需的交通费用计算，凭据支付
住宿费	按照医疗事故发生地国家机关一般工作人员的出差住宿补助标准计算，凭据支付
精神损害抚慰金	按照医疗事故发生地居民年平均生活费计算。造成患者死亡的，赔偿年限最长不超过6年；造成患者残疾的，赔偿年限最长不超过3年

参加医疗事故处理的患者近亲属所需的交通费、误工费、住宿费，参照《医疗事故处理条例》第五十条的有关规定计算，计算费用的人数不超过2人。

医疗事故造成患者死亡的，参加丧葬活动的患者的配偶和直系亲属所需的交通费、误工费、住宿费，参照《医疗事故处理条例》第五十条的有关规定计算，计算费用的人数不超过2人。

第二节 医疗损害法规范畴

如今医疗损害纠纷案件日趋增多，医疗损害常常是医务人员或者医疗机构可能存在的过失导致的，发生医疗事故之后相关的医疗机构就要面临赔偿责任，我国对这类纠纷作出了相应的司法解释。

一、《民法典》对医疗损害责任的相关规定

《民法典》对医疗损害责任作出以下规定：

第一千二百一十八条　患者在诊疗活动中受到损害，医疗机构或者其医务人员有过错的，由医疗机构承担赔偿责任。

第一千二百一十九条　医务人员在诊疗活动中应当向患者说明病情和医疗措施。需要实施手术、特殊检查、特殊治疗的，医务人员应当及时向患者具体说明医疗风险、替代医疗方案等情况，并取得其明确同意；不能或者不宜向患者说明的，应当向患者的近亲属说明，并取得其明确同意。

医务人员未尽到前款义务，造成患者损害的，医疗机构应当承担赔偿责任。

第一千二百二十条　因抢救生命垂危的患者等紧急情况，不能取得患者或者其近亲属意见的，经医疗机构负责人或者授权的负责人批准，可以立即实施相应的医疗措施。

第一千二百二十一条　医务人员在诊疗活动中未尽到与当时的医疗水平相应的诊疗义务，造成患者损害的，医疗机构应当承担赔偿责任。

第一千二百二十二条　患者在诊疗活动中受到损害，有下列情形之一的，推定医疗机构有过错：

（一）违反法律、行政法规、规章以及其他有关诊疗规范的规定；

（二）隐匿或者拒绝提供与纠纷有关的病历资料；

（三）遗失、伪造、篡改或者违法销毁病历资料。

第一千二百二十三条　因药品、消毒产品、医疗器械的缺陷，或者输入不合格的血液造成患者损害的，患者可以向药品上市许可持有人、生产者、血液提供机构请求赔偿，也可以向医疗机构请求赔偿。患者向医疗机构请求赔偿的，医疗机构赔偿后，有权向负有责任的药品上市许可持有人、生产者、血液提供机构追偿。

第一千二百二十四条　患者在诊疗活动中受到损害，有下列情形之一的，医疗机构不承担赔偿责任：

（一）患者或者其近亲属不配合医疗机构进行符合诊疗规范的诊疗；

（二）医务人员在抢救生命垂危的患者等紧急情况下已经尽到合理诊疗义务；

（三）限于当时的医疗水平难以诊疗。

前款第一项情形中，医疗机构或者其医务人员也有过错的，应当承担相应的赔偿责任。

第一千二百二十五条　医疗机构及其医务人员应当按照规定填写并妥善保管住院志、医嘱单、检验报告、手术及麻醉记录、病理资料、护理记录等病历资料。

患者要求查阅、复制前款规定的病历资料的，医疗机构应当及时提供。

第一千二百二十六条　医疗机构及其医务人员应当对患者的隐私和个人信息保密。泄露患者的隐私和个人信息，或者未经患者同意公开其病历资料的，应当承担侵权责任。

第一千二百二十七条　医疗机构及其医务人员不得违反诊疗规范实施不必要的检查。

第一千二百二十八条　医疗机构及其医务人员的合法权益受法律保护。

干扰医疗秩序，妨碍医务人员工作、生活，侵害医务人员合法权益的，应当依法承担法律责任。

二、对医疗损害鉴定的相关规定

鉴于目前医疗损害鉴定在医疗纠纷诉讼中的作用非常重要，法官的判决对医疗损害鉴定报告的采信度普遍较高，因此医疗机构对医疗损害鉴定的工作日益重视。《最高人民法院关于审理医疗损害责任纠纷案件适用法律若干问题的解释》作出相关规定：

第八条　当事人依法申请对医疗损害责任纠纷中的专门性问题进行鉴定的，人民法院应予准许。

当事人未申请鉴定，人民法院对前款规定的专门性问题认为需要鉴定的，应当依职权委托鉴定。

第九条　当事人申请医疗损害鉴定的，由双方当事人协商确定鉴定人。

当事人就鉴定人无法达成一致意见，人民法院提出确定鉴定人的方法，当事人同意的，按照该方法确定；当事人不同意的，由人民法院指定。

鉴定人应当从具备相应鉴定能力、符合鉴定要求的专家中确定。

另外，现行的《医疗事故技术鉴定暂行办法》（中华人民共和国卫生部令第30号），在医疗损害鉴定方面作出如下规定：

第九条　双方当事人协商解决医疗事故争议，需进行医疗事故技术鉴定的，应共同书面委托医疗机构所在地负责首次医疗事故技术鉴定工作的医学会进行医疗事故技术鉴定。

第十四条　委托医学会进行医疗事故技术鉴定，应当按规定缴纳鉴定费。

第十五条　双方当事人共同委托医疗事故技术鉴定的，由双方当事人协商预先缴纳鉴定费。

卫生行政部门移交进行医疗事故技术鉴定的，由提出医疗事故争议处理的当事人预先缴纳鉴定费。经鉴定属于医疗事故的，鉴定费由医疗机构支付；经鉴定不属于医疗事故的，鉴定费由提出医疗事故争议处理申请的当事人支付。

县级以上地方人民政府卫生行政部门接到医疗机构关于重大医疗过失行为的报告后，对需要移交医学会进行医疗事故技术鉴定的，鉴定费由医疗机构支付。

第二十条　当事人要求专家库成员回避的，应当说明理由。符合下列情形之一的，医学会应当将回避的专家名单撤出，并经当事人签字确认后记录在案：

（一）医疗事故争议当事人或者当事人的近亲属的；

（二）与医疗事故争议有利害关系的；

（三）与医疗事故争议当事人有其他关系，可能影响公正鉴定的。

第三十五条　医疗事故技术鉴定书应当包括下列主要内容：

（一）双方当事人的基本情况及要求；

（二）当事人提交的材料和医学会的调查材料；

（三）对鉴定过程的说明；

（四）医疗行为是否违反医疗卫生管理法律、行政法规、部门规章和诊疗护理规范、常规；

（五）医疗过失行为与人身损害后果之间是否存在因果关系；

（六）医疗过失行为在医疗事故损害后果中的责任程度；

（七）医疗事故等级；

（八）对医疗事故患者的医疗护理医学建议。

经鉴定为医疗事故的，鉴定结论应当包括上款

（四）至（八）项内容；经鉴定不属于医疗事故的，应当在鉴定结论中说明理由。

医疗事故技术鉴定书格式由中华医学会统一制定。

第三十六条 专家鉴定组应当综合分析医疗过失行为在导致医疗事故损害后果中的作用、患者原有疾病状况等因素，判定医疗过失行为的责任程度。医疗事故中医疗过失行为责任程度分为：

（一）完全责任，指医疗事故损害后果完全由医疗过失行为造成。

（二）主要责任，指医疗事故损害后果主要由医疗过失行为造成，其他因素起次要作用。

（三）次要责任，指医疗事故损害后果主要由其他因素造成，医疗过失行为起次要作用。

（四）轻微责任，指医疗事故损害后果绝大部分由其他因素造成，医疗过失行为起轻微作用。

第三节 医疗纠纷处理相关规定

一、处理医疗纠纷的途径

处理医疗纠纷有三大途径，包括协商、行政处理、诉讼。无论采取哪种方式解决纠纷，医患双方都需要根据法律规定准备相应的证据。

在医疗纠纷中运用最多的是医疗事故的技术鉴定。初次鉴定由市级医学会组织，医学会组建专家库，主持医患双方抽取专家进行鉴定。启动鉴定的方式有三种：医患双方共同委托、卫生行政部门委托、法院委托。

处理医疗纠纷的途径

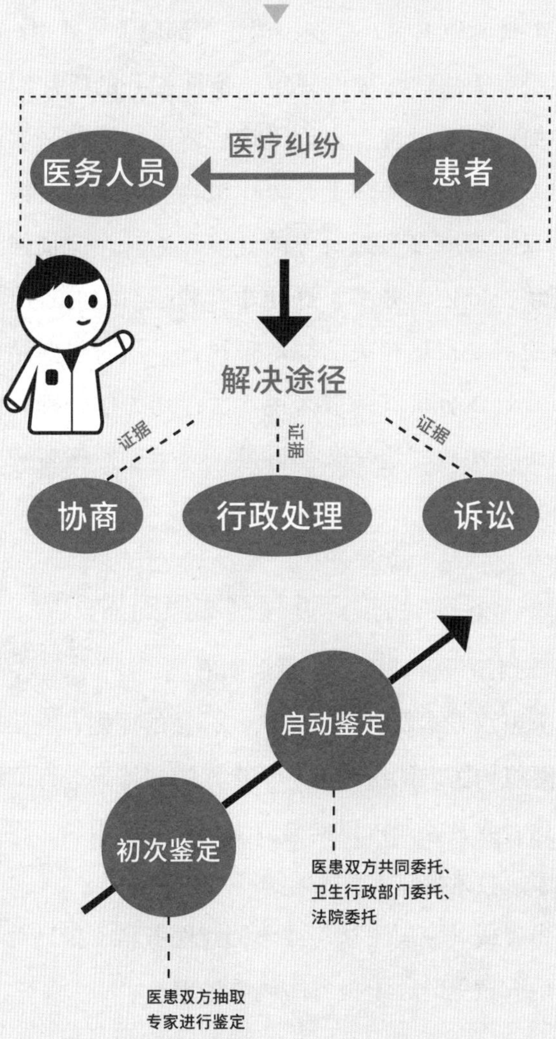
医务人员
医疗纠纷
患者
解决途径
证据
证据
证据
协商
行政处理
诉讼
初次鉴定
启动鉴定
医患双方共同委托、
卫生行政部门委托、
法院委托
医患双方抽取
专家进行鉴定

医院纠纷管理部门无法解决的医疗纠纷，患者或其家属按法定程序进行医疗鉴定。患者或其家属不鉴定、不起诉、不听解释，采取违法行为对医院正常医疗秩序构成影响的，依照卫生部、公安部《关于维护医疗机构秩序的通告》，上报属地卫生、公安、司法等部门进行处理。

按照有关法律法规的规定，前面提到的医疗纠纷应当采取协商、行政处理、诉讼等途径解决，不能采取法律不允许的方式处理。实际上，医疗机构和患者是唇齿相依的关系，双方都应多考虑对方的处境和心态，应加强沟通、增进理解，应依法办事，这样才有利于纠纷的解决。发生医疗纠纷后要根据相关的规定来执行，同时也要结合医疗纠纷事故具体分析。一般来说，医疗纠纷的处理程序有三步：调解—司法鉴定—法律诉讼，一定要严格遵守处理程序与相关制度。

二、医疗纠纷投诉处理基本原则

医疗纠纷投诉处理基本原则如下：

- 医患双方本着自愿、合法、公正的原则，在第三方调解机构医患纠纷调解室负责人的主持下进行调解。
- 患者或其家属可以向县卫生局医政股申请，进行医疗事故技术鉴定。
- 患者或其家属不认可或不同意医务科、护理部传达的院方意见时，上报省医调委处理。

- 院有关部门根据事件具体情况经请示分管院领导同意后，可要求有关责任科室负责人、有关当事人暂停工作，协助处理纠纷的相关工作。
- 经医患双方同意需进行医疗事故技术鉴定的纠纷事件，在分管院长的领导下，由院相关部门负责组织相关的准备工作，有关部门与科室应予积极配合。
- 凡诉讼司法途径解决的事件，由院有关部门组织做好开庭前的各项准备工作，有关部门、科室应予积极配合。
- 患者或其家属可向县人民法院提出诉讼申请，由县人民法院组织安排司法鉴定或医疗事故鉴定，并依据鉴定结论，依法作出民事判决。

医疗纠纷投诉处理基本原则是公正公平且合法的，在医疗纠纷投诉处理时，依照医疗纠纷的处理流程，双方当事人可以根据司法鉴定的结果进行诉讼，责任方要给予一定的经济赔偿以及承担相应的责任，同时，有关部门要积极配合。

第四章

医疗用语情绪管控

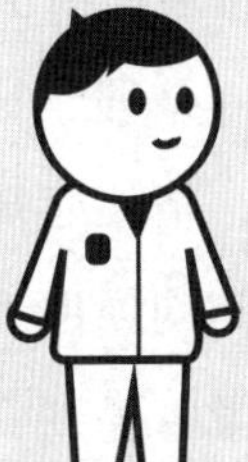

医务人员是特殊的职业群体，长期身处高强度、高风险，甚至超负荷的执业环境中，时常承受着巨大的压力，负性消极情绪容易蔓延。医患矛盾是医疗行业面对的一大难题。深究其原因，可发现许多案例是因医务人员未有效控制自身情绪而使患者或其家属误会、反感、憎恶等，进而造成医疗纠纷、医疗暴力等恶性事件。这与部分医务人员情绪管理不佳有关，尽管目前医院一直倡导“以人为本”的服务理念，但从根本上改变这一现状，还需医疗卫生系统全体人员的努力付出，任重而道远。

从诸多医患纠纷案例分析中可以得出，患者或患者家属投诉医务人员“态度恶劣”占比极高，而情绪管理不善、用语不妥常常是让患者或患者家属认为态度不好的主要原因。医务人员情绪管理的常见问题包括管理自身情绪能力不足、认识他人情绪能力不足与人际沟通能力不足。

作为特殊群体的医务人员，由于各种原因，容易出现烦躁、焦虑、颓废等负性情绪，虽然大部分医务人员能够熟练采用专业的情绪管理措施进行负性情绪排遣而获得良好效果，但也有部分医务人员不能及时对负性情绪进行管理排遣而产生不良影响。

心理学研究认为，通常情绪智力（即情商）较高的人，情绪管理能力较强，情绪管理优秀的人，往往也体现在其沟通能力上。医务人员的医疗用语自然会与其沟通能力紧密关联，故做好医务人员的情绪管理，是医务人员能够使用规范专业的医疗用语的重要因素。

本章结构

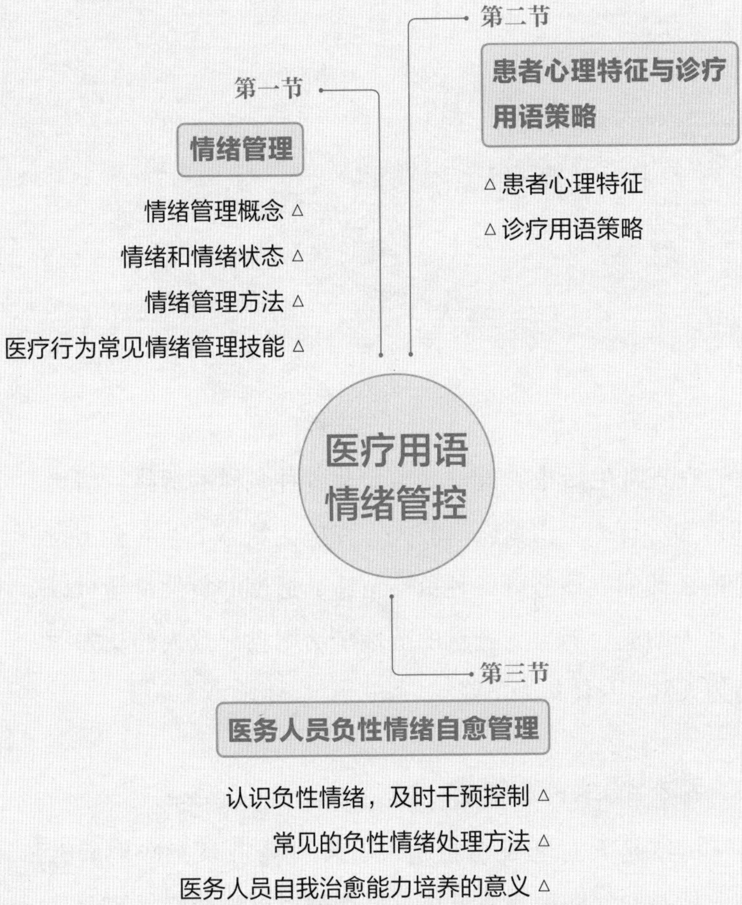
医疗用语情绪管控
第一节
情绪管理
情绪管理概念
情绪和情绪状态
情绪管理方法
医疗行为常见情绪管理技能
第二节
患者心理特征与诊疗用语策略
患者心理特征
诊疗用语策略
第三节
医务人员负性情绪自愈管理
认识负性情绪，及时干预控制
常见的负性情绪处理方法
医务人员自我治愈能力培养的意义

第一节 情绪管理

在日常生活中，人总是体验着各种各样的情绪。情绪和认知、行为、需要密切相关。在应激状态下，人会出现焦虑、抑郁、愤怒等各种负性情绪，适度的负性情绪可以调动人的应对能力，过量的负性情绪则会导致人的认知、行为失常，身体机能下降。

一、情绪管理概念

情绪是人对客观事物是否符合自身需要而产生的态度、体验和伴随的身心反应，是个体对事物的好恶倾向。情绪管理是指通过了解认识个体自身情绪，以及他人或群体的情绪，然后进行协调、引导、控制，从而确保个体自身、他人或群体可以保持良好情绪状态的自我管理行为。

人不会没有情绪，但可以进行有效疏导、有效管理，从而增加快乐，减少烦恼。对事物合理认知，表现出理智言行，被认为情绪管理应该达到的基本效果。情绪通常不以好坏进行界定，而以积极情绪与消极情绪来进行划分。而情绪引发的行为则有好坏之分，行为的结果也有好坏之分，故情绪管理的主要作用是疏导情绪，并适当控制情绪，尽可能让言行显得合理、理智，避免出现负面效应。情绪是个人心理状态的晴雨表，也是情绪管理的基本范畴。

二、情绪和情绪状态

（一）情绪分类和表现

人的情绪复杂多样，很难有准确的分类。《礼记》中把人的情绪称为“七情”，即喜、怒、哀、惧、爱、恶、欲。近代西方学者认为，人的基本情绪分为四类，即喜、怒、哀、惧。情绪活动是无时不在、无处不在的，人人皆有情绪。在现实生活中，人们的行为经常伴随着情绪反应，所以我们有时会因愤怒而不能自已，以致冲动、急躁、焦虑和抑郁等等。所谓负性情绪，通常指那些不愉快甚至引发人痛苦、愤怒的情绪体验，例如压抑、生气、委屈、难过、苦恼、沮丧等。一般来讲，负性情绪并非一定都是消极的，在一定的情境之中，负性情绪也同样具有重要的作用，如恐惧的情绪使人脱离险境、羞耻的情绪使人避免做违背社会规范的事情。即使是痛苦、悲伤等情绪反应，也同样能使人感受到自己的心理伤害，从而及时调动自己的积极功能，所以说，负性情绪并不等于消极情绪。

从系统论和现象学的角度，情绪大致有三方面的内容或表现，包括个人主观报告（体验）、行为表现（表情）和生理反应。

1. 情绪的个人主观报告（体验）

情绪的个人主观报告（体验）是个体对自己情绪的主诉，往往属于情绪体验。在情绪状态下，个体伴随着相应的主观感受或体验，某人说自己“感到很痛苦”就是情绪体验的一种。我们平时所说的“喜、怒、哀、乐”，主要也是指个体的主观体验，接近常识心理学。传统心理学书中对情绪的定义，往往表述为是一种“体验”，可能与此有关。

情绪体验可以从肯定与否定、强度与落差、紧张与轻松、复杂与简单以及积极与消极等两极性维度进行分析讨论。

（1）肯定与否定

肯定与否定的情绪体验具有对立性，如愉快和不愉快、爱和憎等。但在复杂的客观事物面前，人有时可以同时出现对立的两种情绪。

（2）强度与落差

情绪体验的强度可从生气到暴怒、从欣慰到狂欢等，如很多人平时没有任何症状，但在体检时发现肿瘤等，其情绪体验的强度就会出现断崖式的低落，甚至出现不能正确面对病情的不良行为。

（3）紧张与轻松

紧张的情绪体验往往在关键时刻表现出来，有时也会因过分紧张而造成行为的混乱。如术前患者在入院治疗前，充满着对医生的信任与对疾病痊愈的期待，情绪会显得比较轻松；但在手术前，对手术的风险以及手术过程中的疼痛等诸多不良体验的猜测又使患者充满着紧张甚至恐惧等情绪。

（4）复杂与简单

复杂的情绪体验往往是对一个复杂的、乱糟糟的环境刺激的反应，而简单情绪常由单一因素引起。

（5）积极与消极

积极的情绪体验有利于提高人的活动能力，而消极的情绪体验常相反。这里需要注意，消极体验不等于否定体验，有时否定体验可以激励人去拼搏，如“化悲痛为力量”。同样，积极体验也不等于肯定体验。

2. 情绪的行为表现（表情）

情绪的行为表现（表情）是情绪最具特色的内容之一，可分为面部表情、身体表情和语调表情。

（1）面部表情

面部表情是主要的表情方式，人们往往从面部表情来推断对方的喜怒哀乐情绪。而眼睛是最能表达情绪的面部器官，特别是瞳孔大小的变化。广告商就是利用这一原理来选取最佳广告镜头或图案，以期引起人们最大的兴趣。面部表情在一定程度上可以受本人意识的控制或者伪装。人类的许多面部表情是生来就有的，如先天失明的人的面部表情与常人并无多大区别。但是，因种族的不同或文化传统的不同，面部表情也存在某些差异，这说明面部表情存在后天习得的成分。差异较大的情绪，其面部表情的差异也较大，例如喜爱和恐惧。有研究表明，女性比男性更善于区别各种情绪的面部表情，但是像恐惧和惊奇、厌恶和难为情等的面部表情就较难区别。面部表情的识别已成为近年来神经心理学实验研究的方法之一。

（2）身体表情

身体表情即姿态，也是情绪的表达方式。紧张时，正襟危坐；轻松时，手舞足蹈。日常生活中许多看似无意义的手、足和躯体动作也都可以反映一个人的情绪。身体表情可以表达一个人的情绪或意思，因而可以成为一种辅助的“语言”，即所谓的体语。

（3）语调表情

语调表情反映一个人说话时的声调及其变化，也是情绪的一种表达方式。

3. 情绪伴随的生理反应

在情绪条件下，机体的心血管、呼吸、消化、泌尿、生殖、皮肤、血液、代谢、内分泌、肌紧张等一系列生理功能都可发生明显改变。这是自主神经系统、内分泌及躯体功能三方面共同作用的结果，其中自主神经活动的变化更为重要。

（二）情绪状态

情绪状态是指特定时间内情绪活动在强度、紧张度和持续时间上的综合表现。一个人在不同情况下的情绪状态很不相同，大致可分为心境、激情和应激三种不同程度的情绪水平。

1. 心境

心境是一种有渲染性的、较微弱而有持续作用的一般情绪状态。这种情绪状态往往不具有特定的指向，也往往不是由某一特定刺激引起的，但却能影响日常的各项活动。作为医务人员，心境的积极状态往往对工作状态有正面影响。

2. 激情

激情是一种短暂的、猛烈的和爆发性的情绪状态。激情常发生在有重大意义的某事件突然来临之际，出现暴怒、狂喜、悲痛欲绝等强烈情绪。在这种情绪状态下，人的其他心理活动会受到影响，如认识范围缩小、人格约束力下降，从而可能产生一般人预料不到的行为。激情亦分为积极和消极两类。对于个体来说，要调节好自己的激情，使之成为对个人、对社会都有利的心理动力，主要依靠平时培养高尚的情操、锻炼坚强的意志和学会对自己情绪的习惯性控制。医务人员在与患者沟通病情时，医疗用语原则上不应有“激情”的表现，特别是在一些新技术或高值耗材（价格高）的应用方面征求患方意见的情况下，应客观、专业，不应“激情”推荐，以免让患方产生推销的错觉。

3. 应激

从情绪的角度，所谓应激，就是机体在受到出乎意料的巨大精神或躯体压力情况下引起的情绪状态。突然发生重大事故、面对死亡以及躯体严重损伤等都有可能造成当事个体出现高度的情绪反应，并伴随生理功能的剧烈改变。在应激状态下，人的其他心理活动比激情状态下更易受影响。应激状态持续时间可短可长。短时的应激通常会引起全身总动员，包括交感神经兴奋、内分泌的变化等。如果一个人长期处于应激状态之下，机体往往难以适应，从而可能导致身体功能紊乱，直至崩溃。

三、情绪管理方法

传统的行为道德标准是温、良、恭、俭、让，体现了管控情绪的重要性。在现代生活中，一个人的情绪管控能力对他的人际关系、事业发展有重要作用。

一个人恰当的情绪表达是促进良好人际关系形成的重要一环，而不恰当的情绪表达具有传染性，会产生连锁反应，导致局势不可收拾。当我们把情绪冲动地发泄在周围人的身上时，那种和谐关系无形中就被破坏了。如果不能控制或意识不到，别人就会敬而远之。积极的情绪可以提高人的免疫能力，消极的情绪则直接影响身体健康。长期被消极情绪困扰，容易导致身心疾病的发生。许多人至今仍对情绪的重要性认识不足，把情绪活动仅仅看作内外部条件所引起的感情变化，认为是一种无关紧要的、暂时的精神状态，任其自然发展，很少进行有意识的控制与调节，导致人际关系、生活、事业、身体的严重损害。故在生活中要学会“先处理心情，再处理事情”。

情绪管理方法包括情绪觉察和评估与情绪的管理技能。

（一）情绪觉察和评估

当有事件刺激而引发心情不佳时，要及时察觉到情绪的产生，评估是否能自己控制，如能及时做出有针对性的管理，则向成功处置“情绪突发事件”迈出了最重要的一步。

（二）情绪的管理技能

情绪如同潮水，有潮涨就有潮落。有人以为，在情绪冲动时等待其退潮是一件很难的事，需要巨大的毅力与顽强的意志。其实不然，在情绪的把握上有时只需要短短的几分钟和很简单的几个行为，甚至只需要一分钟的把持，就可以避免许多麻烦甚至不幸，关键是及时采取措施。

1. 注意力转移法

把注意力从引起不良情绪反应的刺激情境中转移到其

他事物或活动中。

- 娱乐活动：散步、看电影、读书、下棋、找朋友聊天等。
- 体育活动：打球、跑步、游泳、骑行等。
- 放松训练：呼吸、冥想、轻瑜伽、肢体伸展等。

2. 适度宣泄

过分压抑只会使情绪困扰加重，而适度宣泄则可以把不良情绪释放出来。宣泄方式有大哭、适度运动（跑步、打球等）、放声大叫、唱歌、向他人倾诉等。

3. 自我安慰

自我安慰即阿Q精神。面对我们无法改变的现实时，要学会安慰自己，追求精神胜利。这种方法可以让我们摆脱烦恼，避免抑郁，达到自我激励、自我保护的目的，从而带来情绪上的安宁和稳定，防止精神崩溃。

- 常用语句："胜败乃兵家常事""塞翁失马，焉知非福"等。

4. 自我暗示

自我暗示分为消极暗示与积极暗示，可以在不知不觉中对自己的意志、心理乃至生理状态产生影响。

5. 延迟处理

把脾气拿出来，那叫本能；把脾气压回去，那叫本事。不能控制情绪的人，给人的印象常常是不成熟、没长大。不管处于什么样的负面情绪中，都先暂停、中断目前的情绪，延迟做决定，让自己先冷静一下。

- 常用语句：“当你气愤时，要数到十再说话”等。
- 常用方法：中断情绪后审慎三思，理智面对当前的状况。

6. 改变认知

王安石曾有一首诗：“风吹瓦堕屋，正打破我头。瓦亦自破碎，岂但我血流。我终不嗔渠，此瓦不自由。”

情绪的发生是无法避免的，当出现负面情绪时，可以进行反向思考，从而达到调整心态的效果。心态正确，心情自然好，情绪也相对稳定。情绪不同，有时不是由事物本身引起的，而是取决于看待事物的不同思维方式。在不利的环境中，不妨换一种思维方式去思考，找出有利的一面，激励自我，及时调整心态。

四、医疗行为常见情绪管理技能

（一）焦虑情绪管理

每个人都曾有过焦虑体验，合适强度的焦虑对于调动人的积极性、主动性很有帮助，但是，如果焦虑过度，则可能会带来负面影响。在医疗过程中，患者的过度焦虑情绪会对治疗产生消极影响。过度焦虑的患者会拖延就医，很可能不遵从医嘱，以致延误病情。同时，焦虑本身产生的生理反应也会加重原有的疾病。同样，医生的高焦虑也存在许多负面效应，过度焦虑会导致治疗差错、职业倦怠和不良的医患关系。

因此，临床医生掌握一些简单的焦虑情绪管理方法，会对患者、对自己的生活和职业发展有很大的帮助。

1. 焦虑的表现与识别

焦虑反应会通过躯体、情绪、认知和行为表现出来。识别焦虑既可以通过观察，也可以采用心理量表进行评估。

（1）躯体症状

当身体准备去应对一种威胁时，血压、心率、呼吸和血流速度都会提高或加快，而免疫和消化功能则会受到抑制。人在焦虑状态下的躯体反应包括心慌心悸、呼吸急促、肠胃不适、疼痛和肌肉紧张，严重时还会出现脸色苍白、出汗、发抖、瞳孔放大、胃痉挛、身体疲惫或睡眠障碍等现象。对于临床患者而言，他们经常误以为这些感觉是因为原有的疾病病情加重，所以紧张不安，更加焦虑。

（2）情绪症状

个体有一种忧心忡忡、惶恐不安的感觉，就像脑子里有根弦绷得紧紧的，有种心惊肉跳的感觉，烦躁易怒，静不下来，感觉祸事临头。

（3）认知症状

脑子里一直盘旋着某种危险将至的想法，身体有不适感，担心自己是不是得了绝症，一想到死就非常害怕，感觉身体某处和往常不一样，惴惴不安，而且这种想法难以消除。

（4）行为症状

医务人员可通过仔细观察患者在失眠、警觉性增高、注意力难以集中、做事容易出差错四个方面的表现，来判断患者是否存在焦虑以及焦虑的程度，也可以采用焦虑评估量表来筛查或评估患者的焦虑状态。临床工作可以选用以下几个评估工具，包括患者健康问卷抑郁量表（PHQ-9）、广泛性焦虑量表（GAD-7）、焦虑自评量表（SAS）、状态-特质焦虑问卷（STAI）和医院焦虑抑郁量表（HAD）。

2. 焦虑情绪调节

（1）患者的焦虑情绪调节

一些医疗检查或操作，如磁共振（MRI）检查、手术、抽血、打针、拔牙等，很容易使患者产生过度恐慌或焦虑的情绪，会导致心慌、血压升高，阻碍治疗顺利进行。在这种情况下，可以采用以下方法。

第一，深呼吸法。这是最简便易行而且很有效的放松技术。它是其他放松技术的基石，任何放松都离不开深呼吸。在临床工作中，如果患者因术前焦虑导致血压升高，医生可以指导患者做深呼吸，以降低血压。一位眼科手术医生发现，患者术前血压陡然升高时，可以采用深呼吸法降压。他的做法是让患者静坐，连续做50次深呼吸，就可以将猛然升高的血压降低到正常值。

第二，注意力转移法。通过与患者的交谈，将患者的注意力从恐慌对象转移到其他事情上，从而达到缓解焦虑的目的。与焦虑患者的沟通最好选择一个专门的时间和场所，比如在医生相对轻松，不会有其他患者或者事情打扰的时候，场所可以是病床边、专门的谈话室或医生的办公室，可以采用开放式和封闭式两种询问方法。开放式询问如“您现在感觉怎么样”，这种问句可以给患者非常大的诉说空间。如果医生从患者的言谈举止已经感觉到他的焦虑，可以直接使用封闭式询问，例如“您好像心理压力挺大的”“这病给您带来很大的精神负担，是吗”。倾听是了解焦虑的原因并表达关切的最好方式，在倾听中要做到设身处地，即站在患者的角度来理解他在诉说中表达的思想和情感。设身处地地听，出发点是为了了解而不是为了反应。针对患者关心的问题，医务人员尽可能多地提供信息支持，信息支持是减少患者不确定感的有效方法，也是缓解患者焦虑的有效途径。

（2）医务人员的焦虑情绪调节

在持续和繁重的诊疗工作中，医务人员往往会产生焦虑情绪。焦虑情绪的长期存在既会影响医务人员的健康，也会波及医疗工作的进度和良好医患关系的维护。所以，医务人员自身焦虑情绪的管理是一项重要的工作和生活技能。医务人员可以借鉴下列方法进行焦虑情绪的自我管理。

第一，运用放松技术缓解焦虑。无论是长期焦虑还是状态焦虑，都可以通过放松技术加以缓解。放松技术有很多，不同的放松技术可以在不同的情形下运用。除深呼吸法之外，还有一些放松方法可供医务人员使用，如渐进式肌肉放松法、冥想、瑜伽和太极都是很好的放松技术。

第二，记录情绪，纠正不合理思维。当你感觉自己被焦虑情绪笼罩的时候，可以采用记录情绪、记录与负性情绪相关的消极想法的方式，问自己“是什么想法让自己这么紧张不安”“是什么想法让自己这么内疚”，借助这种自问自答方法找出与负性情绪相关的消极思维，并尝试运用更加积极的、现实的想法来替代，且记录下有了积极想法之后自己情绪上发生的变化。

第三，解决问题法。当医务人员头脑中频繁出现各种与任务相关的担忧时，可以静下心来，评估所担忧的问题，针对解决问题的先后次序做出安排，并记录下来逐项解决。

第四，正念减压。正念是一种将意识停留在此时此刻感受上的能力。如果人们总是想着过去，就会不停地责备自己，对自己品头论足；如果总是担心未来，就会平添紧张和压力。但如果人们能够静下心来，关注此时此刻，就会使神经系统恢复平衡。正念减压是通过系统的冥想训练，达到一种沉静状态。在这种状态下，个体的意识高度集中于当下，接受和了解应激事件，并不为其所困扰。

正念减压的技术要求是：

- 承认自己的焦虑想法和感受，不要像往常一样忽视、抗拒或控制这种情绪。

- 像一个局外人一样，不做反应、不做评判地观察自己的感受。
- 任凭担忧继续，当我们不去控制焦虑想法的时候，焦虑就会像天空的云朵慢慢散去。
- 聚焦于此时此刻，专注于你身体的感受、呼吸的节奏、情绪的变化以及你头脑中冒出的想法。一旦你发现自己被某种想法卡住了，就将你的注意力拉回到现在，即所谓顺其自然，为所当为。

（二）愤怒情绪管理

著名心理学家斯皮尔伯格（Spielberger）将愤怒定义为由强度不断变化的感觉构成的情绪状态，从轻微的苦恼或烦躁到强烈的愤怒再到暴怒。愤怒是人类的基本情绪，和负性事件及其不良后果联系在一起。强烈的愤怒容易出现破坏性结果。因此，愤怒情绪需要加以管理，既要管理自己的愤怒，也要管理他人的愤怒。愤怒可以有不同的表现，从情绪强度来看，愤怒从低强度到高强度表现为不满、生气、发火与暴怒。

1. 愤怒的类型与调节策略

在临床工作中，医务人员常常会遭遇患者的愤怒，有时候自己也会出现难以遏制愤怒的情况。无论是哪一方出现愤怒情绪，医务人员都有必要敏锐地觉察到，并有效地加以管理。愤怒通常有三种表现形式，不同的形式应该采取不同的调节策略。

（1）爆发的愤怒

这种愤怒一般来得突然而猛烈，愤怒的信号完全暴露在他人面前。无须特殊的努力，就可以清晰地感受到愤怒情绪的存在，以及它来势汹汹的状态，例如面红耳赤、高声指责、骂人、说粗话、摔门、拍桌子等。在临床实践中，医务人员要对爆发的愤怒保持足够的重视。当患者或患者家属爆发愤怒时，医务人员要保持冷静，不能以怒制怒、以暴制暴，否则会诱发暴力冲突。当对方爆发愤怒时，可以采用倾听的方法让其宣泄情绪，然后将其邀请到一个较安静的地方坐下来了解他的抱怨、问题与诉求。在工作环境中，要尽量避免出现爆发的愤怒，医务人员要善于识别身边那些急脾气的人，通常他们在候诊的时候很少安静地坐着，他们会不时地走来走去，隔一会儿就会探头查看自己排到第几位，或者隔一会儿就去询问排号到自己了没有。如果是住院期间，这类人一旦对医务人员的服务不满，就容易用愤怒情绪来表达自己的不满。

（2）压抑的愤怒

我们常说的生闷气、憋气、窝火、愤懑或怒火中烧就属于压抑的愤怒。尽管个体极力掩饰愤怒的外在表现，但我们仍然可以看到许多愤怒存在的外部线索。其中包括：第一，拉长着脸，摆出一副冷面孔；第二，斜着眼看人，或用眼睛瞪着人；第三，掉头走开；第四，闷不作声。

在临床工作中，医务人员要对患者及其家属的上述表现保持高度的敏感性，如当患者家属“冷着脸”找医生询问住院费清单项目时，这种面部表情就意味着患者家属心中很可能积压着不满。此时，医务人员要保持认真、平和、关切的态度了解他的问题所在，引导其把压在心里的不满讲出来，如果是医务人员的问题或是医务人员可以帮助解决的，应尽量给予帮助；如果是不能解决的，可以给出合理的解释并请其谅解。避免怨气累积是愤怒管理的重要策略。

（3）被动攻击型愤怒

被动攻击型愤怒是指个体感觉自己受到伤害的时候产生的防御性反应，是一种最难识别的愤怒，带有这类愤怒情绪的人表面看来很平静，会让事情过去。他们表面上不再说什么，但依旧怒满胸膛，会通过各种各样的被动攻击方式来宣泄心中的愤怒，例如拒绝报告相关信息，对相关人员挖苦讽刺、冷嘲热讽，故意挑刺或刁难，故意耽搁时间让别人等待或出错。在临床上，患者或患者家属有时候会表现出被动攻击型愤怒，这种愤怒形式的存在对医患关系具有非常大的破坏作用。

被动攻击型愤怒的先期心理背景是：第一，感觉自己被冷落、被怠慢，自尊心受损；第二，感觉自己受到不公平的待遇；第三，感觉自己被别人欺骗，或被别人刁难。对于这类愤怒最好采取防御策略，这就需要医务人员保持对患者的尊重，公平对待每一位患者，保持职业操守，做好沟通。

2. 与愤怒患者的沟通策略

愤怒的患者通常具有四个方面的特征，包括情绪化、对治疗和服务不满意、带有敌意的认知和想象、带有攻击性的言语和行为。与愤怒患者或愤怒家属的沟通应该针对以下几方面采取有效的沟通策略。

（1）环境安排

只要条件允许，尽可能将愤怒的患者或患者家属带到一个独立而安静的房间内，双方落座，最好保持一定的角度，不要面对面。这样既可以使双方都具有平等的感觉，又便于回避正面冲突。如果在嘈杂、拥挤的楼道，或者人多的候诊大厅里与愤怒的患者或患者家属进行沟通，通常会使冲突升级。

（2）稳定患者的情绪

稳定患者的情绪就是我们平常所说的“熄火”。当患者愤怒爆发时，情绪会异常激动，他们可能会怒气冲冲、暴跳如雷、横眉冷对。这个时候医务人员必须管理好自己的情绪，保持冷静，使用平和的语言为对方消气，例如“别上火！”“您先别着急，别生气！”。如果是你自己的言语或行为激起了患者的愤怒，给对方情绪降温的有效方法是采用幽默的方法示弱，如“生我气了？抱歉……”。

（3）倾听患者的抱怨，弄清问题所在

让患者把憋在肚子里的话讲出来，把积压在胸中的情绪发泄出来，倾听是最好的策略。在患者还没有将事情全部诉说完毕之前，不要中途打断，也不要进行辩解，否则只会刺激患者的情绪。如果能让患者把要说的话及时表达出来，往往可以使患者有一种较为放松的感觉，患者的心情也将转向平稳状态。医务人员要仔细倾听患者的抱怨，确认问题所在。要认真了解事情的每一个细节，然后确认问题的症结所在。最好用纸笔将问题的重点记录下来，对于没有弄清的问题，应在患者将事情说完之后再进行询问。

（4）表达共情

共情代表着医务人员对患者需求和体验的理解，对患者立场和价值观念的接纳，也代表着医务人员与患者的感情同在。面对一个愤怒的患者，在某种程度上你得让这个生气的人知道，你知道并理解他的感受。在患者停止愤怒前，医务人员需要努力去了解他的需求和愿望，表达对他的理解。

（5）分析与解释问题

很多时候，患者愤怒的起因来自前期缺少沟通或沟通不畅。无论是缺少沟通还是沟通不畅，带来的结果都是一样的，即患者不理解，甚至曲解医务人员所做的工作。在这种情况下，医务人员要针对患者所抱怨的问题，进行耐心分析和解释。如果是因为客观原因造成的问题，比如床位少，医务人员工作量大，造成了拖延和等待，那么在解释过程中要积极寻求患者及其家属的理解。如果是因为医务人员的态度、技术、服务等带来的问题，就要向患者道歉并尽快付诸改善行动。

（6）致歉

不论引起患者抱怨的责任是否在于医院，无论问题是客观性的还是主观性的，如果医务人员能够诚心地向患者道歉，并对患者提出的问题表示感谢，都可以让患者感到自己受到重视，火气会因此减少。

（7）了解与回应患者的期望

患者抱怨的目的是什么，有什么期望，都是医务人员在提出解决方案前必须考虑的。有时候，患者的要求往往低于医院的预期。若患者希望医院赔偿，赔偿方式是什么、赔偿金额为多少等，都是医务人员应详细了解的内容。

（8）注意自己的权限范围

患者的有些诉求可以立即处理，有些则是医务人员无法处理的。遇到无法处理的情况应该及时向医院管理人员报告，让具有决定权的人员去解决。如果让患者久等之后还不能得到回应，将会使患者又回到愤怒的情绪中，那么为平息患者的怒气所做的各项努力都会前功尽弃。建议医院给科室或有关处理人员授权，在授权范围内做出灵活处理，以便患者的抱怨能够及时得到解决。

3. 医务人员的愤怒情绪管理

当患者的愤怒指向医务人员，并以攻击的方式（如辱骂、指责）来表达的时候，医务人员也会产生愤怒情绪，甚至是反向攻击的行为，形成以怒制怒的对峙局面，这种局面对问题的解决毫无意义。因此，对医务人员而言，面对愤怒的患者，努力调节自己的情绪，让自己保持冷静、平和的心态是非常重要的。

（1）医务人员调节愤怒的策略

医务人员可以尝试以下调节愤怒的策略：

①放松身体。当你感觉自己已经很生气，忍不住就要爆发时，有意识地做些放松动作，其中深呼吸是最简便易行的放松动作。

②自我对话。当你感到自己要被愤怒的情绪笼罩时，试着使用下面这些句子提醒自己：

- “我应该控制自己，而不是让情绪控制我。”
- “冷静、冷静，我不能发火。”
- “我可以很好地处理现在的状况。”
- “我还是先出去冷静几分钟比较好。”
- “我现在很愤怒，所以要更加小心自己的言行。”

这些语句都是提醒你要把握好自己的控制权，而不要任由愤怒的情绪控制你。

③变换环境。及时通过变换环境让自己平静下来，例如可以到别的房间待一会儿，停下正在做的工作，到室外

或窗口呼吸一下新鲜空气，变换一下工作内容以调整活动空间。

④认知重构。认知重构就是我们平时所说的“换个角度想想”。人在愤怒的情绪状态下，很多想法可能是偏激的，例如当某些事情出现问题的时候，你可能就会想“一切都完了”。认知重构就是要将这类不合理的想法变成合理的想法，例如你可以告诉自己“这只是一次挫折，但不是世界末日”。

（2）医务人员调节愤怒时的注意点

①不用“从来没有”或“总是”这类词。在谈到自己和他人的时候，不要用“从来没有”或“总是”这类词，因为当你使用“你从来就没有尊重过人”或“你总是丢三落四”等句子来数落人的时候，你会觉得你的愤怒和指责都是正确的，但这样不仅不利于问题解决，反而会招来对方的反击，事情会越来越糟，双方的怒火也会越烧越旺。

②聚焦于问题解决。当他人的一些不良做法让你感觉愤怒时，不要采用攻击性的应对策略，例如斥责和批评。最好的方法是明确告诉他“这样做很不好”，然后提出解决问题的建议：“建议你……”“你可以……”，如在门诊有人插队让你很生气，你可以直接而温和地对他讲“这样不好，大家都在排队，建议你也去排队”。这样沟通既能解决问题，也能使自己的情绪变得平和，避免自己说出“你怎么这么不懂规则，没看见大家都在排队吗”这样的

话来。这样的言语不仅有可能激怒对方，也会让自己更加恼火。

③找回理性思维。当人被愤怒情绪包围的时候，就会变得失去理智。这时候，你要提醒自己“我要控制好自己的情绪”，这种提醒的作用就是让你的思考重新回归合理的逻辑。

④将期望转变为要求。愤怒经常发生在期望落空或期望受阻的时候。愤怒的反应是一种本能的自卫方式，其原始意义是避免受到伤害。但在现实生活中，当期望落空时，生气发火往往于事无补。最好的方式是将那些内隐的期望转变为合情合理的诉求，然后寻找方法去解决。

第二节 患者心理特征与诊疗用语策略

一、患者心理特征

对于患者来说，环境威胁是一种强烈的应激情境，因此患者对环境威胁有一个适应过程。当人受到严重的内外环境干扰性刺激时，人体的内外环境稳定性就会被打破。比如人的角色突然发生了变化，由健康的普通人变成了患者，除了忍受躯体方面的痛苦之外，还可能出现一系列不同程度的心理应激反应。

1. 情绪反应

患者出现何种情绪反应及强烈程度如何，会受到很多因素的影响，如年龄和性格等，不同年龄和性格的患者，情绪反应及强烈程度差异很大。

（1）恐惧与焦虑

患者面对病痛等会有恐惧的情绪反应，确诊患者对于未来的病情发展也会感到担忧和不安，担心病情恶化，担心无法治愈，甚至会冒出很多可怕的念头。

（2）孤独与寂寞

病房是一个相对封闭的环境，有些病房可能没有家属留陪，同病房的病友之间接触交流也不一定友好通畅，因此，患者除了与家人电话交流外，每天能说的最多的话，就是医务人员查房询问病情时回答的那几句，所以他们经常感到无比孤独和寂寞，仿佛被这个世界抛弃了。

（3）悔恨与自责

部分患者会产生悔恨与自责的情绪，如感染患者通常会对自己之前的行为悔恨，后悔当时为什么要吃不该吃的食物、做不该做的事等，陷入深深的自责当中，不能释怀，甚至觉得是自己害了家人，是个罪人。

（4）抑郁

突如其来的疾病让患者不知如何面对既定的事实，并且对今后的生活感到迷茫，婚姻家庭、工作学业、人际关系等都被打乱了节奏，患者会出现丧失感与无助感，认为生活没有了希望，对所有的事情失去兴趣，原有的世界轰然崩塌。患者甚至会认为自己成了家人的负担，生活充满痛苦与绝望。

（5）愤怒

感染患者对自己的未来充满不可预知的恐惧，对生活会产生失控感以及感受到外界对自己的隔离，这些让他们感到无助和愤怒。这种无助和愤怒不仅体现在对医务人员的攻击情绪上，还体现在对治疗的抵触和不配合上。

治疗期病情的波动也会极大地影响患者的心理。他们会变得敏感，听到医务人员低声谈话，便疑心自己病情加重，医生在隐瞒病情，进而沉浸在恐惧中，甚至因感到治愈无望而放弃治疗。患者也可能出现各种猜疑，变得不信任医务人员，不配合治疗；也有些患者病情稍有缓解便盲目乐观，病情稍有恶化又难以承受。

2. 认知改变

轻度应激可以使人的注意力、记忆力和思维能力增强，以适应和应对外界环境的变化，这是积极的心理应激反应。但强烈的应激却会使人出现意识朦胧，意识范围狭小，注意力受损，记忆力、思维能力和想象力减退等负面的心理应激反应。患者在应激的诱发下，在原有的性格基础上，其认知偏差会放大，出现以下状况：

（1）偏执

看问题狭窄、偏激、认死理，原本理性的人变得固执，爱钻牛角尖，蛮不讲理，也会表现为过分自我关注，注重自身感受。

（2）灾难化思维

表现为过度夸大应激事件的潜在后果和消极后果。

（3）强迫思维

脑子里反复回想与病情相关的事情，越想摆脱，越难以控制，导致自己无法正常工作和生活。

此外，还可能出现绝对化思维（非黑即白）、选择性关注消极信息、敏感多疑和选择性遗忘等反应。

3. 行为变化

行为变化伴随心理应激反应，外在行为也会发生变化，这是机体为了缓解应激带来的影响、摆脱身心紧张状态而采取的应对行为，是为了适应环境的需要。

（1）逃避与回避

患者可能出现逃避检查与治疗，甚至想要离开医院、不想治疗等情况。

（2）退化与依赖

患者因时时处处依靠别人而放弃自己的努力，希望获得别人的同情、支持和照顾，以减轻心理压力和痛苦。

（3）敌对与攻击

患者可能出现愤怒、敌对、谩骂、憎恨或羞辱他人等情况，也可能出现拒绝服药、治疗，拔输液管、引流管，脱氧气面罩等情况。

（4）无助与自怜

患者表现出听天由命、被动的行为状态，独自哀叹，缺乏安全感和自尊心。

4. 躯体症状

在原有症状的基础上，可能出现更多的症状，或原有症状加重，如出现呼吸困难、恶心、呕吐、尿频、疼痛、失眠和厌食等情况。

二、诊疗用语策略

战胜疾病不仅要靠医务人员的专业治疗，还需要患者以积极的心态面对疾病。患者在治疗期间，医务人员不仅要关注他们的生理需求，同样也要了解他们心理方面的需要与诉求，以及可能引发的心理、精神问题。患者的不良情绪、认知和行为变化，都需要医务人员通过沟通来进行缓解改善，同时帮助他们自我调适，使他们积极配合治疗，早日康复。

1. 建立良好的医患关系

这是进行沟通的基础，开始于医务人员对患者的接纳和尊重，接纳患者的病情以及由此产生的各种情绪和行为，尊重其人格和权利。只有这样，才能在平等的基础上进行坦诚的沟通和交流。

2. 倾听和设身处地理解患者

有些患者因对疾病治疗过程或效果不满意，有不理解、茫然无措、恐惧、担心、自责等情绪，需要找人倾诉。医务人员要了解患者需要被关注的心理，运用倾听技术，认真倾听患者对病情的表述、内心的情感体验和想法，站在患者的立场去理解他，这样会缓解患者的焦虑抑郁情绪。

3. 解释、安慰和指导

在倾听的同时，医务人员要进行疾病的健康教育，解释患者困惑的问题，使其正确认识疾病治疗的科学信息，不信谣不传谣，合理规划自己查看网络信息的时间，并正视自己的心理反应，不要被情绪所控制，不要因为焦虑反复地要求检查、上网查资料而形成恶性循环。医务人员可以鼓励患者面对现实，帮助其分析目前的得和失、危机和希望，从而接纳当下的一切，既来之则安之。医务人员也可以用一些成功的病例来安慰和鼓舞患者，使其树立战胜疾病的信心；指导患者用深呼吸法、渐进式肌肉放松法等方法进行放松；帮助患者与家人联系，获得外部的精神支持。

4. 改变患者认知，树立康复信心

患者的不良情绪往往和不合理的想法有关，医务人员要善于用改变认知的技术纠正患者的错误想法，如对于患者或其家属抗拒隔离这种情况，医务人员应使其理解隔离不仅是为了更好地治疗，同时也是保护亲人、维护社会安全的方式。医务人员可以帮助患者识别其偏激化、灾难化思维，帮助患者分析其错误的逻辑，指导患者用合理的想法替代，或者指导患者从另外的角度看问题，得到不同的答案；通过改变消极的想法来改变不良情绪，树立康复的信心。

5. 抚慰哀伤

对于因患者死亡而产生的纠纷投诉事件，患者家属可能因为“患者走着来医院，却躺着离开医院，人财两空”，甚至没有逝者的遗言、没有临终前的陪护和告别、没有悼念仪式、没有亲朋好友的现实支持和陪伴等，所以哀伤反应比平常时亲人死亡更强烈和持久，负面影响更大。因此，医务人员对于他们要予以及时的心理支持，要耐心倾听，鼓励丧亲家属说出他们的失落，疏泄丧亲家属的忧伤、自责或愤怒，并帮助其理解哀伤的正常过程，如悲伤症状严重、持续时间长，建议进行专业心理干预或服用药物治疗。

诊疗期与患者沟通的策略

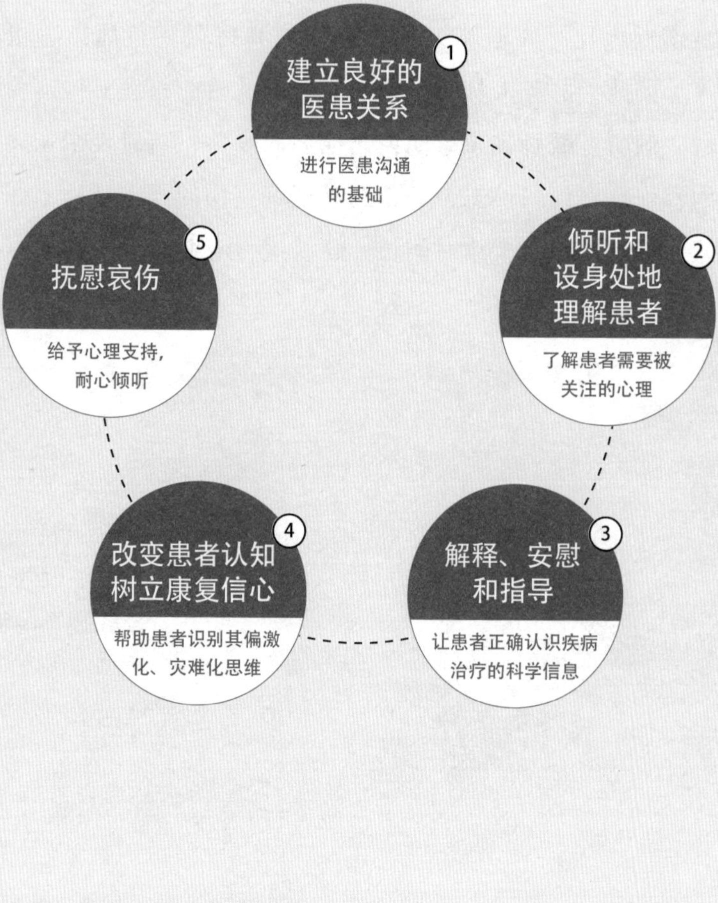

第三节 医务人员负性情绪自愈管理

心理学上把焦虑、紧张、愤怒、沮丧、悲伤、痛苦等情绪统称为负性情绪，有时又称为负面情绪。人们之所以这样称呼这些情绪，是因为此类情绪体验是不积极的，身体会有不适感，甚至影响工作和生活的顺利进行，进而有可能对身心造成伤害。情绪是人类必然要体验的一种心理活动，对人类的生存适应有极其重要的意义，人们对负性情绪更敏感。医务人员在学历、知识量的掌握上一般有较高门槛，因此对自身的要求也往往比其他学科人群更高，是负性情绪易发人群。超负荷的工作、同行之间的竞争压力，特别是职称聘用、行政职务晋升等，均可能是医务人员身心健康不可回避的影响因素。从很多医疗投诉或医疗不良事件的处理中可以发现，当事人在事前或事中已有如唉声叹气、眉头紧锁、脸色晦暗等负面情绪的表现，然后在医患沟通时，双方不经意的一句话或一个动作，让不愉快转化成冲突。因此，关注医务人员的负性情绪自愈管理能力显得非常必要与迫切。

医务人员由于自身原因产生一些负性情绪，如果无法合理控制，最后很可能引起医患矛盾。例如某导诊台的护士处于孕吐期，身体不适，工作期间产生了一定的负性情绪。一名儿童与几名家属共同来到儿科就诊，护士与患者家属解释医院的相关规定，为遵守疫情防控相关要求，疫情期间只能由一名家属陪伴儿童就诊。沟通过程中，医务人员在自身负面情绪的影响下，态度强硬，与患者家属产生了不愉快的冲突，即使患者及其家属最终遵守了医院的相关要求，但是并没有获得良好的就医体验。因而，医务人员掌握控制自身负性情绪的技巧对医患沟通具有较大的帮助。

一、认识负性情绪，及时干预控制

有些人会积攒一些负性情绪。如果在办公室里释放，负性情绪极有可能传染给同事，让办公室的气氛变得压抑。负性情绪如果没有得到及时的干预控制，也会让人憋出“内伤”。温文尔雅、具有强大的内心素质是医务人员的标签，干预控制负性情绪非常重要。负性情绪的特点如下：

- 在重要的场合控制不住情绪。
- 焦虑不安，总有被迫害、不公平对待的感觉。
- 对别人随意的一句话或某个用词会表现得很敏感。
- 容易与别人怄气甚至争吵。

医务人员的负性情绪有以下几种表现：

- 恐惧。在负性情绪中，恐惧是最常出现的，只是程度上的差别。因为来自生活方方面面的困难与矛盾太多——担心不能胜任工作、担心出现医疗差错，担心朋友背叛自己、担心配偶在情感上抛弃自己，害怕生病、害怕孤独、害怕穷困潦倒、害怕失业、害怕别人对自己印象不好，焦虑晋升不成功、焦虑治疗效果不佳等，没有穷尽。
- 情绪低落。一开始可能在短时间内表现为各种情感体验能力的减退，表现为无精打采，对任何事物都不感兴趣。还可能出现自我评价降低，如当患者的治疗效果不佳甚至死亡时，医务人员会认为这是诊疗技术出错导致的，会自责，严重时会出现罪恶妄想等情况。
- 思维联想迟缓。如反应迟钝、思路闭塞、语速慢、语音低、语量少，严重时无法进行正常交流。
- 行动缓慢，认知功能受损。动作尤其手势动作减少，少数抑郁状态严重者，缄默不语、卧床不动，最严重时，可呈木僵状态。

- 企图自杀。企图自杀是最危险的症状。如某刚入职的年轻女医生，由于家庭条件、个人相貌、业务能力等方面均非常优秀，但某天在医院附近的旅馆里割脉自尽，并留下遗书："感谢××主任的关心指导，但工作压力实在太大，每天加班也难以完成工作，我先走了。"

负性情绪一旦产生，还会对身体各个部位产生伤害，如颈椎疼痛、头痛、腹胀及疲劳等，如果长期存在负性情绪，容易引起肠胃功能失调，出现消化不良、便秘、腹泻、胃炎、肠道炎症及不明原因的腹痛等。长期存在负性情绪，长期处于压力大、紧张焦急的状态，人更容易患上甲状腺疾病。此外，荨麻疹、牛皮癣、湿疹、皮肤瘙痒等很多皮肤疾病，其病因、发病过程与情绪密切相关。

负性情绪不仅影响医务人员的身心健康，也给医疗安全带来严重隐患。笔者记得一个案例：一位实习医生在产科实习时，因某种原因被带教老师批评，觉得特别没面子，情绪非常低落，也有些怨恨老师一点面子也不给，于是趁人不注意，抱起一个婴儿，放在产房的候诊椅子上就走开了，好在有医务人员及时发现被扔在椅子上的婴儿，避免了一起重大事故的发生。

二、常见的负性情绪处理方法

身体的好坏与情绪相关，身体是心灵的房屋，当你把自己的身体照顾好了，心情也会跟着好起来。

（一）通过运动来缓解情绪

经常到户外运动，可以有效地释放压力，有效地改善情绪，也能获得积极的心理能量，而且在运动过程中，大量吸收新鲜氧气，可让大脑变得更加清醒，很多烦恼的事情可能不经意间就想通了。在运动的过程中，暂时没有时间和精力去烦恼，大脑有充分的休息时间，负性情绪于是就慢慢地被释放了。有氧运动的确能有效增加正面情绪，缓解压力，缓解焦虑、愤怒和抑郁等负性情绪。一般来说，中等强度的运动是比较适宜改善负性情绪的，把运动时间控制在30～60分钟是比较理想的。在情绪比较差的时候，建议不进行过于激烈的运动，否则对身体不利。

（二）与信任的人交流

有时出现负性情绪，是因为自己的思维进入了死胡同，想不通事情，使郁闷的情绪积累，最终导致负性情绪越来越多。如果能够有个可信任的人进行沟通，不仅情绪有个宣泄的出口，而且别人的一些建议和看法，也可以让自己豁然开朗。当然，切忌随便找个人就诉说自己的烦恼，不然会把事情搞得更糟。有的时候，一些道理自己也懂，可偏偏无法说服自己，而从别人的嘴里说出来，意义就不一样了。得到他人的认同，对于人的情绪疏通也是意义非凡的。如果和一个很阳光又真的值得信任的人沟通，也许会跟着开朗起来，负能量容易传染，而正能量也是容易传染的。因此，多和阳光、正能量的人在一起，好处也是非常大的。

（三）去旅行

心情不好的时候，可以来一场说走就走的旅行。旅行可以让你见识不同的风景、领略不同的魅力。美景，可以让人心情愉悦。换个地方，心情也会变得不一样；一场旅行，有的时候真的可以使我们重新变得鲜活。见到不同的风景、见到不同的人，思维和视野也会变得不一样，心中的烦恼也会烟消云散。

（四）学会用积极的话语暗示自己

暗示的力量是非常强大的。积极的暗示，可以取得意想不到的效果。心理暗示是指人接受外界或他人的愿望、观念、情绪、判断、态度影响的心理特点，是人们日常生活中最常见的心理现象。“明天会更好”更多时候不是说给别人听的，而是对自己说的，这种积极正向的自我暗示往往能够帮助自己在受挫折时重新强大起来。当然，积极的暗示需要长期坚持，并且要付出汗水，才会有明显的效果。

（五）看积极乐观的书籍

有的时候，读什么样的书籍，看什么样的影视作品，就会带来怎么样的心情。读书使人明智，读好书使人受益，读积极乐观的书，使人豁然开朗。读书的时候，书中的思想和思维方式也在潜移默化地改变着我们。好的书籍、充满正能量的书籍，能让我们的心情好起来。

常见的负性情绪处理方法

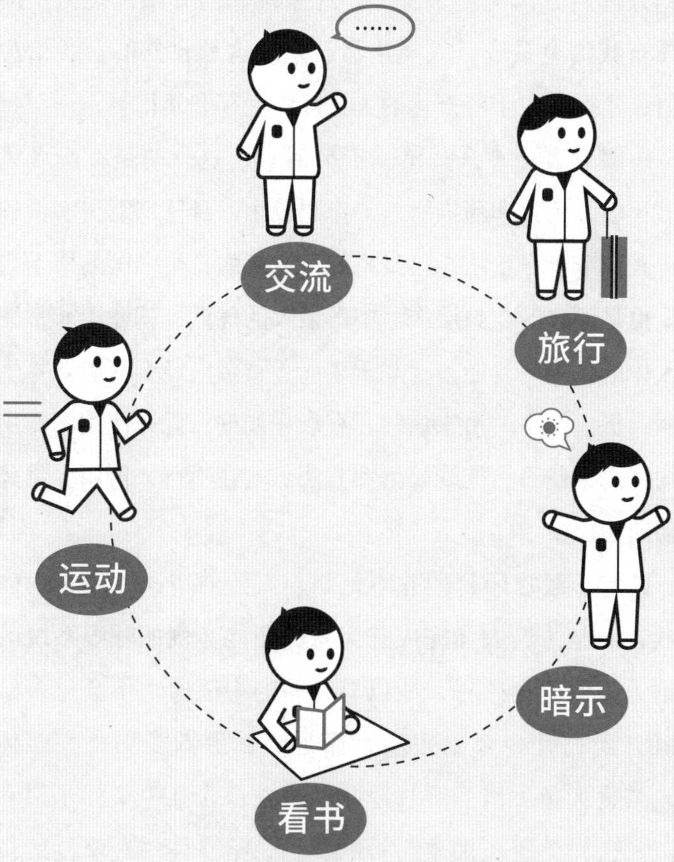

三、医务人员自我治愈能力培养的意义

公元前400年，古希腊医圣希波克拉底说：“患者的本能就是患者的医生（The instinct of patient is just his doctor）。患者最好的医生是自己（The best doctor of patient is himself）。”他强调了人体自身的力量。现代医学研究表明，人体具有以免疫系统、神经系统和内分泌系统为主的人体自我治愈系统，人类生命就是靠这种自然的自我治愈能力，才得以在千变万化的大自然中生存和繁衍。

中医有言：“三分治，七分养。”这指的是在患者康复过程中，医生和药物所起的作用较小，身体恢复更多依赖于自我调节。尽量依靠自身系统治愈疾病，是中医的根本宗旨，也是医疗的至高层次。中医最大的优点，就在于非常注重人体的自我修复能力，几千年前《黄帝内经》就倡导养生防病，提倡医生“治未病”。有病先调理，优先使用副作用小的针灸、砭石、按摩等治疗方法。实在不行，再用少量药物辅助治疗。

其实，医疗的目的并不是纠正人体的错误，终止病痛症状，而是协助人体完成它应有的功能。例如呼吸系统的抵抗力降低就会感冒，所以有经验的中医通常不会过多给患者开药打针、降温止咳，而是叮嘱患者多喝水、多休息，禁食大鱼大肉等肥甘厚味，多吃富含维生素的水果和蔬菜。这样就避免加重肠胃的负担，给身体一个修复的机

会，从而促进机体自我治愈系统的恢复，感冒也就不治而愈了。《黄帝内经》里说："圣人不治已病治未病，不治已乱治未乱。""上工治未病……见肝之病，知肝传脾，当先实脾……中工不晓相传，见肝之病，不解实脾，惟治肝也。"即使在今天，中医"治未病"的思想也可谓"最先进、最超前"。最高明的医生不仅要把人医好，更重要的是使人不得病，自我治愈能力的作用是任何药物都不能媲美的。

因此，医务人员自我治愈能力培养具有积极意义，具备负面情绪自愈能力的医务人员也容易增强患者对其的信任感，更容易体会到医疗用语的善意与温度。

第五章

医疗用语礼仪与禁忌

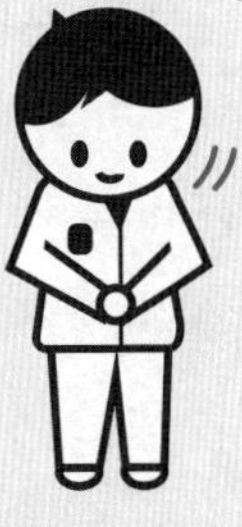

其实，不管是谁，每当身体患病后，心理都会变得脆弱，渴望得到关注与帮助，均希望医生或护士能抽多点时间与自己聊聊，多听听自己的倾诉。患者在治疗期间也会比较敏感。其实，患者第一眼看见推门进来的医务人员时，就能感受到这名医务人员是否真心关心他。医务人员与患者的每一次握手、每一次轻轻拍肩膀、每一次亲切谈话，所产生的效果往往是不可估量的。在长期的医疗实践中发现，如果医务人员重视患者及其家属的心理变化，从内心真正关心爱护患者，患者往往能快速切实地感受到，诊疗效果通常也会稳定良好，甚至可能放大疗效。

人与人之间难免磕磕碰碰，有时甚至失礼失态，而文明用语如“对不起”等，可能使怨气烟消云散。反之，可能会造成意想不到的后果，甚至酿成人间悲剧。在人际交往中，学会道歉，是做人很重要的一项道德修养，要学会说“对不起”。语言是交际的工具，文明用语则是通往心灵的金钥匙。在交际中能否使用文明用语，反映着一个人的修养，而且影响到整个社会风气。

文明礼仪是人们在长期共同生活和相互交往中逐渐形成，并以风俗、习惯和传统等方式固定下来，要求人们共同遵守的道德规范。医疗礼仪则要求医务人员站有站相、坐有坐相，举手投足间体现医者的专业精神，向患者传递善意和温度。因此，医务人员不仅要有精湛的医术、高尚的医德，还要具备一定的礼仪常识，这样才能更好地为患者服务。当然，真正的医疗礼仪不仅仅是形式上的姿态，更是要把我们对患者的尊重、关爱、善意贯穿医疗行为的各个环节中，真诚善意的尊重才能让患者和患者家属切实感受到医疗的仁爱。

本章结构

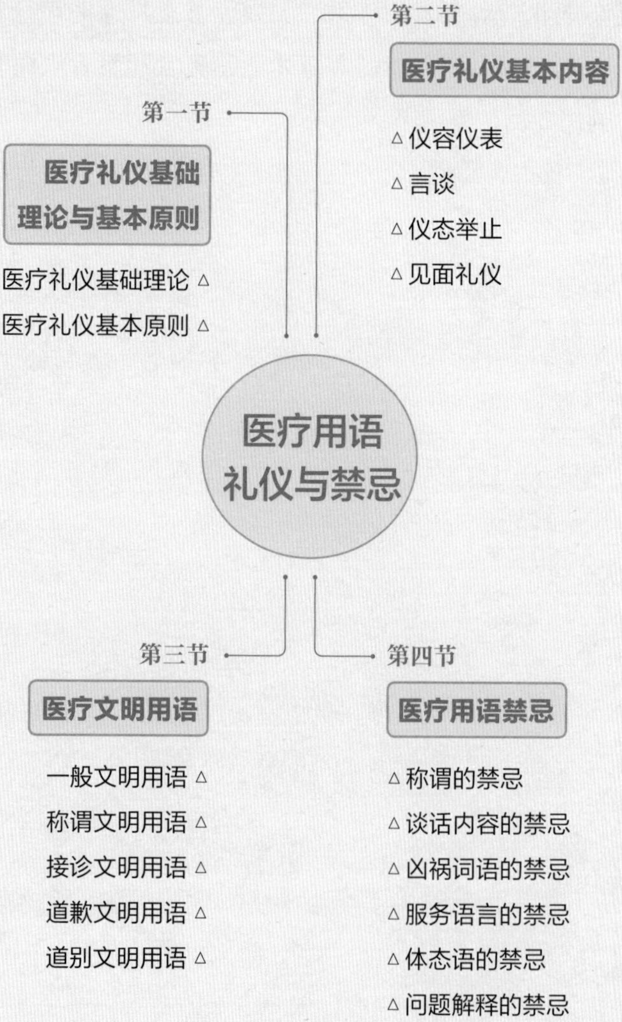
医疗用语礼仪与禁忌
第一节
医疗礼仪基础理论与基本原则
医疗礼仪基础理论
医疗礼仪基本原则
第二节
医疗礼仪基本内容
仪容仪表
言谈
仪态举止
见面礼仪
第三节
医疗文明用语
一般文明用语
称谓文明用语
接诊文明用语
道歉文明用语
道别文明用语
第四节
医疗用语禁忌
称谓的禁忌
谈话内容的禁忌
凶祸词语的禁忌
服务语言的禁忌
体态语的禁忌
问题解释的禁忌

第一节 医疗礼仪基础理论与基本原则

一、医疗礼仪基础理论

学习礼仪，要以增强本人自尊心为基础。自尊，即自我尊重，是希望被别人尊重、不向别人卑躬屈节，也不容别人侮辱、歧视的一种心理状态，是人的自我意识的表现，并以特定的方式指导人的行动，是一种积极的行为动机。

正确的自尊心应具有待人谦逊、不骄不躁的品格。医务人员在尊重病患时，自己也得到病患的尊重，自尊心在增强的同时，其内心的道德要求也在提高。

医务人员须有高尚的人格，因此，养成自尊、自爱、自律的良好品德尤为重要。

学习礼仪，要重在实践。一个人的礼仪只有在言行中才能反映出来。要在理解礼仪要求的基础上，敢于在日常的言行与待人接物中展现自己文明有礼的形象。

一些医务人员平时也知道讲文明、懂礼貌，但在遇到一些“刁钻、难缠”的患者时，往往会难以控制情绪，以致冲动，甚至恶言相向，使礼仪规范无法发挥作用。这是他们缺乏自律、对自己的医务礼仪没有充分理解的表现。

医务人员要在平时树立信心，懂得在应用得体的礼仪言行的同时，塑造自我良好形象。要敢于展示一个有礼、自信、文明的自我，并且充分利用各种场合、机会去表现这一点。医疗礼仪是医院文化的重要表现形式，具有良好礼仪习惯的医务人员，首先会给患者以善意温暖的感觉，能有效调节医患关系，营造和谐、融洽、友善的就医氛围。

二、医疗礼仪基本原则

礼仪涵盖各个方面，并没有严格的界限，但通常以不让人反感、不伤害别人、尊重别人、符合公序良俗为基本原则。从内容看，主要包含仪容、举止、表情、动作、语言、服饰、谈吐、待人接物等要素；从工作领域看，往往不同领域会有相应的礼仪规则，如医疗礼仪、外交礼仪、公共场所礼仪、待客与做客礼仪、餐桌礼仪、馈赠礼仪等。

在人际交往过程中的行为规范称为礼节，礼仪在言语动作上的表现称为礼貌。加强道德实践应注意礼仪，以敬人、自律、适度、真诚为原则进行人际交往。礼仪、礼节、礼貌内容丰富多样，但也有自身的规律。其基本的原则如下：

（一）敬人原则

敬人原则即人们在社会交往中要常存敬人之心，处处不可失敬于人，不可伤害他人的尊严，更不能侮辱他人的人格。尊重他人，是人际交往获得成功的重要保证，也是礼仪的核心。

（二）自律原则

自律原则就是在交往过程中要克己、慎重、积极主动、自觉自愿、礼貌待人、表里如一、自我对照、自我反省、自我要求、自我检点、自我约束，不能妄自尊大。

（三）适度原则

适度原则要求应用礼仪时要注意把握分寸，认真得体。适度就是把握分寸，礼仪是一种程序规定，而程序自身就是一种“度”。礼仪无论是表示尊敬还是热情，都有一个“度”的问题，没有“度”，施礼就可能进入误区。适度得体、掌握分寸，可使事物的变化保持在适当的量的范围内，既要防止“过”，又要防止“不及”。

（四）真诚原则

真诚原则要求诚心诚意、以诚待人，不逢场作戏，切忌言行不一。

第二节 医疗礼仪基本内容

一、仪容仪表

仪容仪表是指人的容貌，是一个人精神面貌的外观体现。一个人的卫生和习惯、服饰和形象与保持仪容仪表端庄大方有着密切的关系。

（一）个人卫生

卫生是仪容美的关键，是礼仪的基本要求。不管长相多么标致，服饰多么华贵，若蓬头垢面、满身异味，那必然会破坏一个人的外在形象。因此，每个人都应该养成良好的卫生习惯，做到入睡前洗脸、洗脚，早、晚饭后刷牙，经常洗头、洗澡，讲究梳理，注意勤更衣、勤洗手等个人卫生。同时，注意不要在他人面前“打扫个人卫生”，例如剔牙齿、挖鼻孔、掏耳屎、修指甲、搓泥垢等，这些行为都应避开他人进行，否则，不仅不雅观，也不尊重他人。与人谈话时应保持一定距离，声音最好不要太大，以免对人口沫四溅。

（二）穿着服饰

服饰反映了一个人文化素质的高低、审美情趣的雅俗。具体说来，它既要自然得体、协调大方，又要遵守某种约定俗成的规范或原则。服装不但要与自己的具体条件相适应，还必须时刻注意客观环境、场合对人的着装要求，即着装打扮要优先考虑时间、地点和目的三大要素，并努力在穿着打扮各方面做到得体。

二、言谈

言谈作为一门艺术，是个人礼仪的一个重要组成部分。

（一）礼貌

礼貌要求言谈态度要诚恳、亲切，声音大小要适宜，语调要平和沉稳，要尊重他人。

（二）用语

敬语，即表示尊敬和礼貌的词语，例如日常使用的“请”“谢谢”“对不起”等，第二人称中的“您”等，初次见面为“久仰”，很久不见为“久违”，请人批评为“指教”，麻烦别人称“打扰”，求给方便为“借光”，托人办事为“拜托”等，要努力养成使用敬语的习惯。如今，我国提倡的礼貌用语是十个字，即“您好”“请”“谢谢”“对不起”“再见”。这十个字体现了说话文明的基本语言形式。

三、仪态举止

（一）谈话姿势

谈话姿势往往反映一个人的性格、修养和文明素质。所以，交谈时，双方要互相正视、互相倾听，不能东张西望、看书看报、面带倦容、哈欠连天，否则，会给人心不在焉、傲慢无礼等不礼貌的印象。

（二）站姿

站立是人最基本的姿势，是一种静态的美。站立时，身体应与地面垂直，重心放在两个前脚掌上，挺胸、收腹、收颌、抬头、双肩放松。双臂自然下垂或在体前交叉，眼睛平视，面带笑容。站立时不要歪脖、斜腰、屈腿等，在一些正式场合不宜将手插在裤袋里或交叉在胸前，更不要下意识地做些小动作，那样不但显得拘谨，给人缺乏自信之感，而且有失庄重。

（三）坐姿

坐，也是一种静态造型。端庄优美的坐姿，会给人以文雅稳重、自然大方的美感。正确的坐姿应该是腰背挺直、双肩放松，女性应两膝并拢或两膝合并倾斜，男性膝部可分开一些，但不要过大，一般不超过肩宽。双手自然放在膝盖上或椅子扶手上。在正式场合，入座时要轻柔和缓，起座时要端庄稳重，不可猛起猛坐，弄得座椅乱响，造成尴尬气氛。不论何种坐姿，上身都要保持端正，如古人所言的“坐如钟”。若坚持这一点，那么不管怎样变换身体的姿态，都会优美、自然。

四、见面礼仪

（一）握手礼

握手是一种沟通思想、交流感情、增进友谊的重要方式。与他人握手时，目光注视对方，微笑致意，不可心不在焉、左顾右盼，不可戴帽子和手套与人握手。在正常情况下，握手的时间不宜超过三秒，必须站立握手，以示对他人的尊重、礼貌。

握手也讲究一定的顺序，一般遵循“尊者决定”原则，即待女士、长辈、已婚者、职位高者伸出手来之后，男士、晚辈、未婚者、职位低者方可伸出手去呼应。若一个人要与许多人握手，那么有礼貌的顺序是先上级后下级，先长辈后晚辈，先主人后客人。

（二）鞠躬礼

鞠躬，即弯身行礼，是对他人敬佩的一种礼节方式。鞠躬时必须立正、脱帽、行礼，或是一边鞠躬，一边说好听的话。鞠躬前应礼貌地注视对方，以表尊重。

（三）致意

致意是一种不出声的问候礼节，常用于相识的人在各种场合打招呼。在社交场合，人们往往采用招手致意、欠身致意、脱帽致意等形式来表达友善之意。

医疗礼仪基本内容

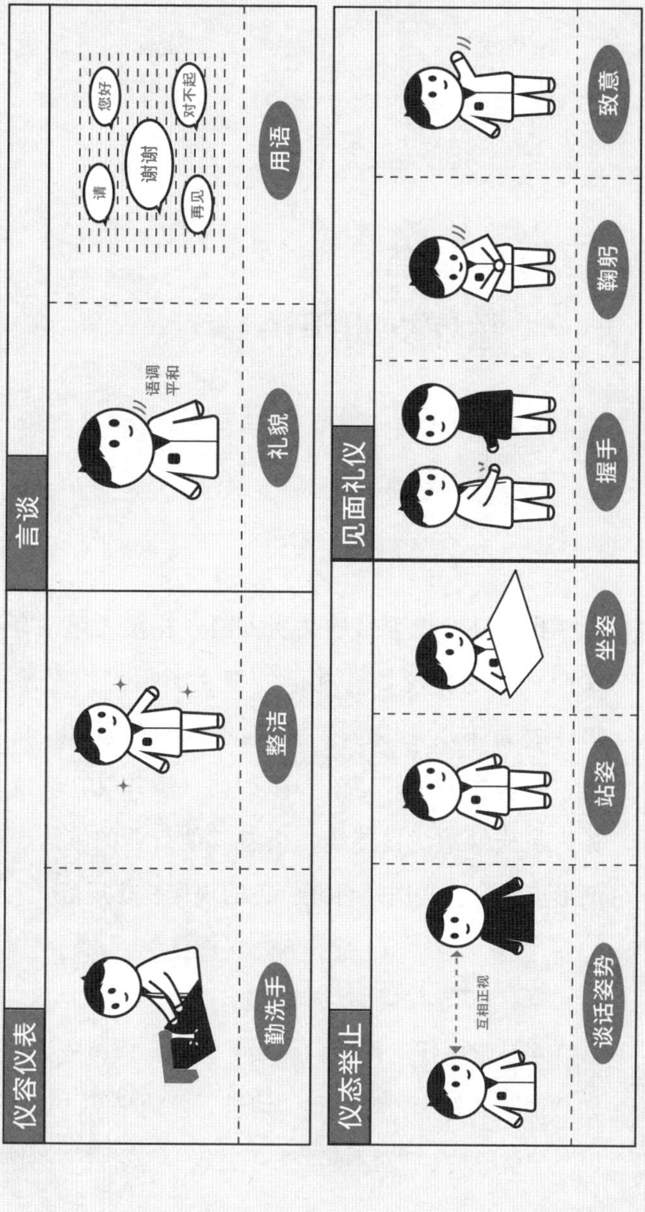

仪容仪表
勤洗手
整洁
言谈
语调平和
礼貌
请
谢谢
您好
再见
对不起
用语
仪态举止
互相正视
谈话姿势
站姿
坐姿
见面礼仪
握手
鞠躬
致意

第三节 医疗文明用语

我国是世界著名的文明古国、礼仪之邦，有着良好的文明礼貌的传统。《礼记·祭义》指出："恶言不出于口，忿言不反于身。"清代的《弟子规》也说："凡出言，信为先……奸巧语，秽污词，市井气，切戒之。"医务人员应继承优良传统，借鉴其他行业的敬语、谦辞，逐渐形成一套合乎医疗行业特色的现代礼仪规范。

一、一般文明用语

在日常医疗工作中，一些礼貌语言应该成为常用语。例如"请""您""您好""请进""请坐""请讲""请原谅""请稍候""对不起""不客气""谢谢""走好"等。

二、称谓文明用语

称谓文明用语有“同志”“老先生”“阿姨”“先生”“女士”“小姐”等。

三、接诊文明用语

接诊文明用语有“欢迎您来就诊”“您哪儿不舒服”“您伤着哪儿了”“请让我为您检查一下”“请您配合一下”“请您躺好”“请坚持一下，马上就好”“您需要住院治疗，请去办理住院手续”等。

四、道歉文明用语

道歉文明用语有“对不起，我没有讲清楚，请让我再给您解释一下”“欢迎对我们的工作提出宝贵意见”等。

五、道别文明用语

道别文明用语有“请慢走”“祝您早日康复”“请注意加强锻炼”“需要帮助的话，请与我们联系”“不用谢，这是我们应该做的”等。

文明用语应发自内心，真正做到“毋不敬”“自卑而尊人”，而不是巧言令色。医务人员的一言一语都要把患者当亲人，来时说一声“请坐”，去时道一句“慢走”，片言只语，情深义重。

第四节 医疗用语禁忌

医疗用语的禁忌是医疗行为的消极现象，是在医疗过程中必须避免的。

一、称谓的禁忌

称谓是人们为了表示相互之间的某种关系，或为了表示身份、地位、职业的区别而使用的称呼，称谓禁忌即称谓中应避讳的内容。

中国人向来有尊祖敬宗的道德传统，祖先和长辈的名字都不能直接说出或写出。直至现在，小辈仍然不能直呼长辈的名字，更不能叫长辈的乳名，而是称呼爷爷、奶奶、爸爸、妈妈、叔叔、伯伯等。不仅长幼辈分之间如此，同辈人之间的称谓也有所讲究，一般不直呼其名，而以兄弟、姐妹、同志、师傅等相称。改革开放以来，“先生”“太太”“小姐”“女士”等称呼大大流行开来，这是称谓习俗在新时期的体现。

在临床工作中，医务人员在称呼患者时忌讳用床号代替名字，特别对于年长者来讲，用床号代替尊称是很不礼貌的。

二、谈话内容的禁忌

在临床工作中，医患之间的谈话内容虽然不是包罗万象，却也是丰富的。因此，全面具体地阐述谈话内容的禁忌是不可能的，这里只能从保守医密的角度，说明医务人员为了维护患者的健康利益，对有关疾病及其治疗情况和患者的隐私等问题要保密，忌讳向他人讲述。

在临床诊疗过程中，对患者某些特殊的病症和病情，如果医务人员告知患者，可能会造成患者精神挫伤或影响治疗，需要向患者保密。而患者为了医疗的需要，抱着对医生的信赖，讲述自己的既往生活史、家庭史，把内心和肉体上不能向别人公开的隐私以及在体检中发现的某些奇特体征、生理缺陷等如实地告诉医务人员，医务人员有替患者保密的义务，不允许将其当作取笑的资料任意宣扬。

另外，医务人员在与患者交谈时，也应注意观察谈话对象有什么忌讳。俗语说得好，“当着矬人别说短话”，不然就会引起对方的反感、愤怒与反抗，如有生理缺陷的患者忌讳别人当面奚落他的缺陷。所以，当着“秃顶”的人，莫提“秃头”“光头”“电灯泡”之类的词语；当着又矮又胖的人，就不能说“矮不像南瓜，高不像冬瓜”的笑话；当着跛足的人，莫提“瘸”“拐”“路不平”等词语。

三、凶祸词语的禁忌

人们常有“说凶即凶，说祸即祸”的畏惧心理，因而非常忌讳提到凶祸一类的字眼。在临床实践中，死亡是最令患者感到恐惧的事情了。所以“死”一词是不能随意提及的，如非说不可，则改而避之，用同义词来称说，构成修辞上的婉言，如可以将“死”称为“下世”“过世”“谢世”等，未成年人的死称为“夭折”，形容好人的死有“心脏停止了跳动”“停止了呼吸”等说法，因公而死则是“捐躯”“牺牲”“光荣”等。

四、服务语言的禁忌

为了提高医疗服务质量，医务人员不但要认真改善服务态度，而且要明白在医患沟通中应该说什么、怎样说。

以下摘录一些医疗服务忌语供借鉴：

- “喂，×床（不称呼姓名），把裤子脱了（把衣服撩起来），躺（坐）那儿，别磨磨蹭蹭的，这有什么不好意思的？都这份上了。”

- “你这次的手术不太好办呀。”
- “你的病也就这样了，回家想吃点什么，就吃点什么吧！”
- “好坏谁也不敢说，没准儿。”
- “看看吧，快不了。”
- “也许不要紧（没关系）。”
- “别啰唆，快点讲！”
- “现在才说，早干吗来着？”
- “怎么不提前准备好！”
- “活该！没有钱，就别来看病！”
- “快下班了，明天再说！”
- “我下班了，找别人去！（没上班呢，等一会再说！）”
- “这儿交班（开会、结账）呢，外面等着去！”
- “时间没到，都出去！”
- “在这签字，快点！”
- “把证件（证明、资料）都拿出来，让我看看！”
- “瞧着点儿，没长眼睛！”
- “快点儿，真烦！”
- “干吗起这名字，就为让人不认识！”
- “材料不齐，回去补充！”
- “这地方写得不对，找医生改去！”

- “上面都写着呢，自己去看！”
- “谁对你说的（谁答应你的），找谁去！”
- “这事儿别找我，我不管（不知道）！”
- “嫌这儿不好，到别处去！”
- “我就这态度，有意见投诉去！”
- “机器（仪器）坏了，谁也没辙！”
- “哪儿凉快哪儿歇着去！”
- “嫌慢，你早干什么来着！”
- “你这人，事这么多，讨厌！”
- “都停下来，我们要检查了。”
- “瞧这破血管，扎都扎不进去！”
- “怕疼，别来看病（治病还能不疼）！”
- “没什么，死不了！”
- “到这撒野来了！”
- “你这样的见多了，有什么了不起的！”
- “我解决不了，愿意找谁自己去找！”
- “刚才对你说过了，怎么还问！”
- “喊什么，等会儿！”
- “有完没完。”
- “有能耐你告去，随便告。”
- “这是法律法规规定的，你懂吗？”
- “没看我正忙着吗？着什么急！”
- “问别人去！”

- “靠边点！”
- “你拿药的时候，怎么不看清楚！”
- “不是告诉你了吗，怎么还不明白？”
- “价签上都写着呢（墙上贴着呢），你不会自己看呀！”
- “不能换，就这规矩。”
- “挤什么！”
- “后边等着去！”

五、体态语的禁忌

体态语是指人的身体姿态。医务人员除了用有声语言表达思想以外，还要借助体态语来加强表情达意的效果。著名的人类学家霍尔教授告诫我们：“一个成功的交际者不但需要理解他人的有声语言，更重要的是能够观察他人的无声信号，并且能在不同场合正确使用这种信号。”与有声语言一样，体态语也有诸多禁忌，要正确使用体态语，就必须了解并避讳某些禁忌。

（一）站姿的禁忌

站姿的禁忌如下：

- 两腿交叉站立，会给患者以不严肃、不稳重的感觉。
- 双手或单手叉腰，往往含有大大咧咧、傲慢无礼的意味。
- 双手插入衣袋或裤袋中，显得不严肃、拘谨、小气。

- 身体抖动或晃动，会给患者留下漫不经心、轻佻或没有教养的印象。
- 双手反背于后，会给患者以傲慢、呆板的感觉。

（二）坐姿的禁忌

坐姿的禁忌如下：

- 跷二郎腿，双膝抖动，这是对人无礼貌的表现。
- 双腿分开，伸得老远，极不雅观。
- 猛起猛坐，弄得座椅乱动乱响，使人觉得鲁莽粗心、毛手毛脚，难以信任。

当然，医务人员的体态语禁忌还包括手势语的禁忌、表情语的禁忌等。

六、问题解释的禁忌

对一些需解释的问题，要进行耐心解释。解释忌语包括：

- “不知道，问别人去。”
- “你自己看，没长眼睛，不认得字？怎么什么都不懂。”
- “急什么，你没看我忙着。这时知道急，早干什么去了。”
- “我就这态度，有意见出去提。”
- “这是医院规定的，有意见找院长提去。”
- “少啰唆，我没有时间。”

- “你这人怎么事情这么多，真讨厌，烦死人。”
- “快下班了，明天再说（还没上班，等会儿再说）。”
- “乡里人，真不讲卫生。”
- “下班了（停机了），下午（明天）再来。”
- “嫌时间等长了，你不做，退钱去，没请你来。”
- “我有什么办法，又不是我要它坏的（停电的）。”
- “快点！快点！动作这么慢，外面都等着呢！”（患者准备检查时）

第六章

专科用语理论与实践

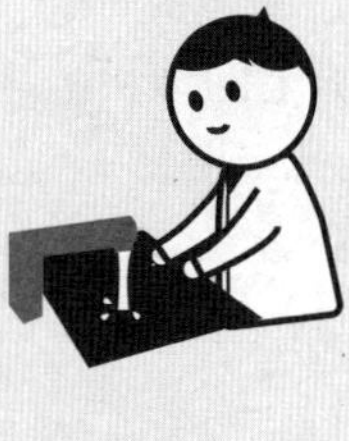

临床专科是以临床医学为主的专门学科，医务人员语言的规范和得当程度对医患关系、医疗过程和医疗效果能够产生积极或消极的作用和影响。在医疗实践中不规范的医疗语言致使医源性语言影响时常发生。因此，加强对医疗语言理论和实践的研究尤为重要。

医学所面对的是人的生命，医务工作直接关系到患者的生命安危和千家万户的悲欢离合，正所谓“医者乃生死所系”。因此，医务人员只有不断钻研业务，提高技术水平，才能使更多的患者脱离病魔的折磨。良好的文化修养可以使医务人员格调高雅、博闻强识，可以掌握不同人群的风俗习惯、思维方式及不同层次患者的心理变化与需求，深层次地与患者进行沟通和交流，给患者一种善意与温暖的人文关怀。如很多先进国家在医疗机构设置医务社工部，对术前或术后以及重症患者实施正常医疗行为以外的关怀，如谈心安慰、在生活上帮助照顾等，这是稳定增强医疗效果极其重要的补充。而笔者在医院服务管理科工作时，就同时挂靠了医务社工部这个全新的部门，制定了《医务社工部实施管理办法》等文件，为患者提供了医疗技术以外的服务，很好地增强了医患之间的信任感，极大地提升了患者的医疗服务体验，获得了患者以及临床医生护士的认可。

本章结构

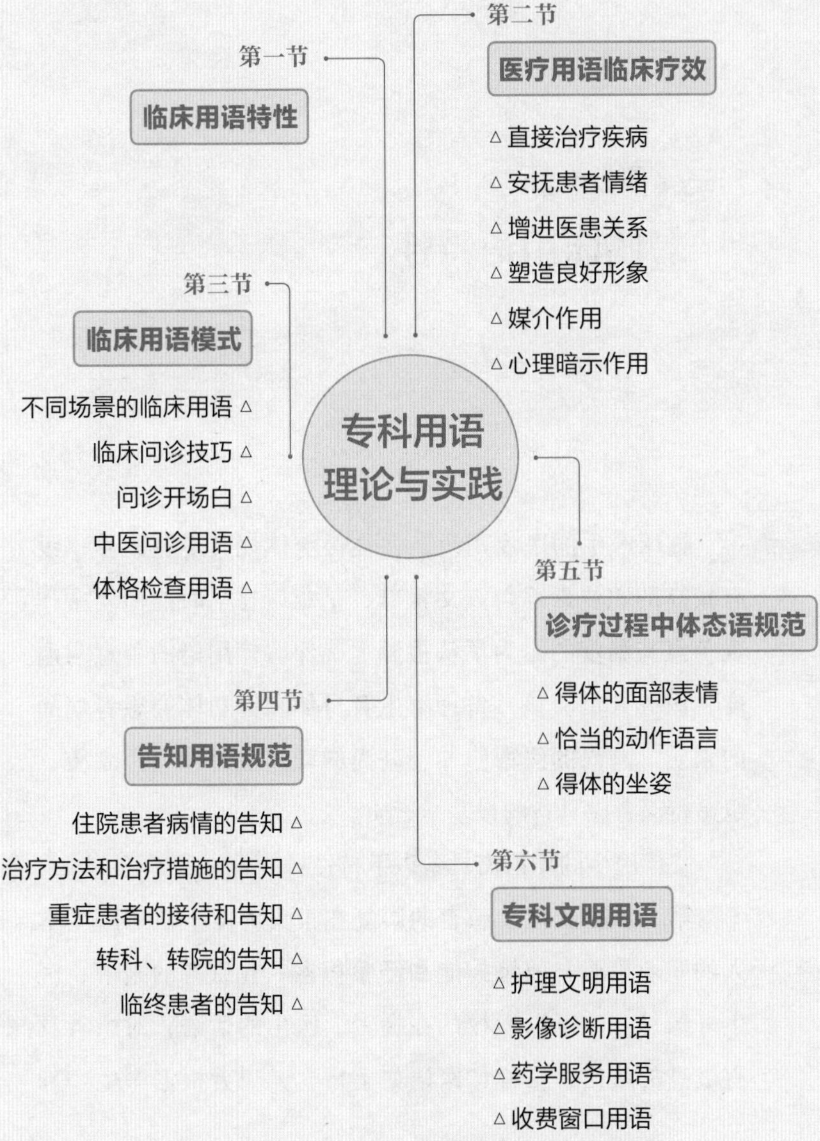
专科用语理论与实践
第一节
临床用语特性
第二节
医疗用语临床疗效
△直接治疗疾病
△安抚患者情绪
△增进医患关系
△塑造良好形象
△媒介作用
△心理暗示作用
第三节
临床用语模式
不同场景的临床用语△
临床问诊技巧△
问诊开场白△
中医问诊用语△
体格检查用语△
第四节
告知用语规范
住院患者病情的告知△
治疗方法和治疗措施的告知△
重症患者的接待和告知△
转科、转院的告知△
临终患者的告知△
第五节
诊疗过程中体态语规范
△得体的面部表情
△恰当的动作语言
△得体的坐姿
第六节
专科文明用语
△护理文明用语
△影像诊断用语
△药学服务用语
△收费窗口用语

第一节 临床用语特性

临床医生的医疗用语，往往最能体现其专业素养，没有较高的职业素养与人文素养，是难以在平时的用语中体现善意与温度的。为了从根源上确保医疗用语的善意与温度，医务人员应该具备理解患者身体和深切体会患者病痛的素质。高尚的医德修养、高尚的职业道德和思想品质，也是行医者应具备的最基本素质。

临床医生的用语需具备以下特性：

第一，权威性。患者的康复在很大程度上依靠医生本人的职业素质、熟练技能和经验积累。在患者的眼中，医生好像是“生杀”大权的在握者。医生的话语，对患者具有极高的威信，俗称“医语如圣旨”，患者根据医生“判决”来认识自己所患疾病的病因、病状，决定自己的就医态度。医生的话甚至影响患者的生活信心。医生发布了对患者有利的信息，可使患者心情开朗、心花怒放；相反，则可能会使患者愁眉不展、痛不欲生。

第二，目的性。患者求医治病，医家治病救人，结成医患关系的目标指向性十分明确而单纯。询问性语言，有利于医生根据事物的内部逻辑，从患者的语言中获取有价值的自诉；诊断性语言，则是医生根据患者的自诉和自己的知识经验，辅之必要的科学检测手段，做出自认为符合客观机理的结论，并希望此种结论是正确无误的；吩咐性语言，是医生为有利于诊断或治疗发布的工作指示，其执行程度直接关系到病情的确诊和治疗；即便抚慰性语言和交际性语言，也是医生以治愈疾病为目的，以语言进行的、以感情交流为主的医患沟通。作为患者，无论是自诉、咨询、介绍，还是交际，其语言的回报期望值都很大，希望自己的话被医生所理解，为治愈自己的疾病提供最有效的帮助。

第二节 医疗用语临床疗效

心理治疗通常会利用环境、周围人（尤其是医生）的语言作用，进行特殊布置，以达到治疗效果，例如常用的谈心治疗法及暗示治疗法。在我国的高等医学教育中，也有医学心理学课程，故临床医生在与患者的交谈中，其实是有意识或无意识地运用了医学心理学的相关技能。因此，医疗用语是具有临床疗效特性的。

一、直接治疗疾病

医疗语言在临床上具有相当重要的治疗作用。古希腊医学认为，药物、手术刀、语言是“医家三宝”。古代谚语中“笑治百病”的说法、现代欧美盛行的“微笑疗法”

更是体现语言具有广泛疗效的概括和总结。我国传统医学也十分重视语言的治疗作用。据清代《冷庐医话》记载："有一书生考中举人，喜极，大笑不止。一名医书信回复，以危言惧之以死，令其忧愁抑郁，则心窍闭而痊愈。"在现代医学实践中，广大医务人员在准确判断病因的基础上，凡属精神、心理因素致病，均以治疗性语言加以开导释疑，以达到治愈疾病的目的。

所谓疏导心理疗法，则是医生针对不同患者的不同病症，以准确、鲜明、生动、亲切、合理、适当的语言，分析疾病产生的根源、特点，教以战胜疾病的方法，激励患者，调动其能动性，实现自我领悟、自我矫正，达到治疗目的。目前在各地医院的实践中，医疗语言都具有不可替代的疗效。随着社会医疗模式从纯生物模式向"环境—心理—社会—生物"模式转换，以及社会生活节奏的加快，心理疾病患者的数量有增长趋势，语言的治疗作用将愈见明显。

二、安抚患者情绪

良医一席语，胜似一针镇静剂。患者在长期的肉体病痛折磨和精神压抑下，常产生影响治疗的不良情绪。有的心灰意冷、意志消沉，有的甚至产生轻生念头。对于这种不良情绪，要进行引导和安抚，此时，医务人员的语言常常具有极其重要的作用。患者亲属仅能从亲情方面去感化患者，而医务人员则可从疾病科学知识入手，分析病因，晓以治疗趋势及正常的预后，一般会使患者心情趋于稳定，从而积极配合治疗。即使对于身患绝症的知情患者，只要医务人员从客观事物发展的规律、从健康情绪对疾病的治疗机理进行剖析，也能起到较为理想的作用。据了解，目前在全国为数不少的临终关怀医院中，医务人员工作量的相当部分，是以医疗语言安抚癌症患者的情绪，使他们能以稳定、健康的心态走完人生的最后历程。

三、增进医患关系

增进医患关系是现代医学模式的重要环节，包括医疗语言在内的优质医疗服务，可改善医院形象，维护医生的社会声誉，实现新医疗模式条件下医患矛盾的最佳统一。医务人员的口语表达和体态语是至关重要的。口语表达是增进医患关系最常用的方式，在医患关系正常时，医务人员善意的语言可成为医患关系的润滑剂；在医患关系处于危机状态时，医务人员真诚的态度和适当的语言，往往是扭转危机、化干戈为玉帛的钥匙。

例如，一名患者经过心脏手术后出现了严重的并发症，由于患者自身伤口难以愈合，患者及其家属意见较大。该医院的医务人员紧急与患者及其家属沟通，并组织了全院大会诊，邀请烧伤科的教授协助治疗。在患者遇到困难的时候，医务人员积极与患者及其家属交流，鼓励患者，做好各项医疗服务工作，坚持救治优先原则，经过医务人员的全力救治，患者最终康复出院。

四、塑造良好形象

体态语，是医务人员增进医患关系的有效方式。一些医疗服务质量和水准欠佳的医院，如果要改善形象，则改善医务人员的体态语是最直观、最有效的途径。仅以“微笑”这一最简便的体态语为例，“冷面医生”和“暖心医生”给患者的心理感受的差别是巨大的。据报道，某医院曾出现一临终患者不见亲属，却点名要与一位服务态度和质量俱佳的护士见面方才瞑目的动人场景。可见，医疗语言对于增进医患关系、密切医患情感有巨大的作用。在医疗过程中，医务人员语言不当也会产生引发负性事件、败坏医院形象、影响治疗效果的消极作用。因此，医疗用语在临床实践中的意义是十分明显的，其中医生的医疗用语处于特殊地位，是影响疗效的主要因素。

医生是“人类生命的工程师”，其职责是治病救人。医生职业的特殊性，决定了其语言功能的特殊性。医生的用语除了有一般用语所具备的属性外，还可以成为获得患者信任、减轻患者精神负担、预防和治疗疾病的有效手段。患者到医院看病，在“挂号—分诊—接受医生诊断—

住院—出院”的全流程中，都会从医生的言谈举止、行为态度得到不同的感受。医生使用语言是否专业、文明、得体，往往会直接影响医患关系的建立，影响治疗效果的好坏，甚至影响患者的安危。

五、媒介作用

医生的服务对象是活生生的人，医生与患者直接接触，因此存在医者与患者之间的关系问题，即医患关系问题。从本质上说，医患之间的关系没有根本的利益冲突。为患者治病，解除患者病痛，使其延年益寿，是医生的责任和使命。尽快、尽早恢复健康，是医患双方的共同愿望。然而，由于所处的位置不同，医患各自考虑问题的角度也不同，因此难免会发生分歧。医生通常需从整体考虑，做出某些使患者暂受痛苦，但能使患者长久受益的安排。某些患者接受治疗时，往往处于自相矛盾、犹豫不决的复杂心理之中：一方面期望医务人员能尽快帮助他们解除病痛；另一方面却有疑虑，怕自己被“误诊”，担心病情较严重等。要改变这种局面，主要靠医生与患者双方的相互尊重、相互理解、相互信任、相互配合，即建立良好的医患关系。而良好医患关系的建立，又主要取决于医生的言和行。两者比较起来，言是主导者，行是辅助者，因为医患接触时，主要是通过语言这个媒介来相互沟通思想、交流感情的。

六、心理暗示作用

人类的疾病虽然众多复杂，但其病因归结起来不外乎两大类：一是生物因素，如创伤、身体素质、遗传性疾病、肿瘤与理化因素等；二是心理、社会因素，如情绪紧张、感情破裂、家庭变故、对网络的依赖心理等。

由生物因素造成的疾病，用药物、手术或放射等治疗方法能奏效，这是无疑的。但是，由心理因素和社会因素造成的疾病，用上述方法治疗或许就不那么灵验了，如高血压、心脏神经症、神经官能症等患者，他们一年四季服药、打针，但总难以治愈，就是因为这些疾病与心理、社会因素的影响有着较大的内在联系。因此，治疗疾病除了使用药物和手术等治疗手段外，还需要结合使用心理治疗手段。

在心理治疗中，最方便、有效的武器就是医生的语言。《黄帝内经·灵枢·师传》说："告之以其败，语之以其善，导之以其所便，开之以其所苦，虽有无道之人，恶有不听者乎？"意思是事不说不明，理不讲不通。医疗用语是心理治疗的工具，作为医生，应善于运用专业的医疗用语解除患者的疑虑，使其处于一种良好的心理状态，从而增强战胜疾病的信心，积极配合治疗。对性格内向的患者，医生应主动和其交谈，举例说明精神因素与治疗的关系，帮助患者解除忧虑、树立信心。这种心理治疗是药物无法代替的。

另外，对各种治疗的必要性及可能出现的副作用，医生应认真做好解释工作，通过语言、表情、行为、暗示等，使患者感到医生是可以信任的，诊断是正确的，治疗是有效的，战胜疾病是可能的。这样就能消除患者的焦虑和恐惧心理，使患者获得安全感和信任感，从而达到心理上的稳定，对治疗起到积极作用。反之，若心理的安全需要未能得到满足，患者就会产生生命无保障的心态，造成心理危机，对治疗极为不利。在欧美各国，心理治疗十分盛行，尤以弗洛伊德精神分析疗法影响最大。这种方法主要是通过自由联想、移情作用以及对梦和失误等的解释，从患者的无意识中发掘其内心深处的矛盾冲突。

古典医书中早已提出治病“必先治神”的思想，同时谈到开导式的心理治疗。西汉时期的《七发》，虽然是一篇辞赋，但实际上可以看作一个开导式心理治疗的典范。这篇辞赋主要讲述的是楚国太子得了病，主要表现是心中害怕，睡觉不合眼，总像听到什么声响，不愿听人讲话，而且喜怒无常。有位吴客前去治疗，认为太子的病是由于久居深宫，享乐没有节制，生活过于懒散而引起的，所以最好的治疗方法就是听取“要言妙道”。太子同意了这个治疗方法，于是吴客便津津有味地谈起音乐欣赏、饮食烹调，以及骑马、射箭、打猎等有趣的事情。太子越听兴致越高，眉宇舒展了，笑容露出来了，精神好起来了。吴客又进一步谈到旅游、观涛等，讲得委婉动听，太子高兴得出了一身汗，病也就完全好了。

第三节 临床用语模式

其实，在实际工作中，医生与患者及其家属沟通时使用的医疗用语是没有标准模式的，医生依据自身情况选择最适合自己的医疗用语即可。但是，适合自身情况的医疗用语却是有标准的，那就是能在自然而然、每时每刻的习惯中流露出医者对患者的善意与温度，让患者感觉到暖心，信任医者。

一、不同场景的临床用语

医务人员与患者沟通交流时，不同场景应使用不同的临床用语。

（一）问诊性用语

问诊性用语主要是医务人员在接诊患者时，为了解病情而进行的征询交流，例如“手术伤口疼不疼”“你哪里不舒服”“昨天打了针，感觉如何”“上一疗程的药物服用了吗”等。

（二）诊断性用语

诊断性用语是医务人员在了解基本病情和掌握各项检查资料后，经过自己的分析判断，对患者的病情做出的结论性意见。这是患者及其家属最在意，影响最大的沟通过程，也是对医务人员的职业素养要求最严格的环节。例如“依据CT检查的结果看，肺部纹理粗糙，应为炎症，建议住院治疗”“病理报告，提示为炎症”“舌苔黄厚、胃肠湿热，建议吃些中药”等。

（三）医嘱性用语

医嘱性用语是医务人员在履行职责时，根据需要做出的需患者配合的指令。例如“请到那张床上躺下，松开衣扣”“往左站，把身体侧过来”“抽血检查前不能吃早餐”等。

（四）关怀性用语

关怀性用语是医务人员为配合治疗或出于职业需要，对患者进行的鼓励性、安抚性工作用语，例如“你的病是常见病，不要有什么思想负担”“小宝宝好乖，不怕疼，真勇敢”“你怀孕了，有些反应是正常的，回去休息休息就好了”等。

二、临床问诊技巧

问诊是医生通过与患者或陪同人员（知情人）进行交谈，了解疾病的发生发展情况、治疗经过及患者既往健康等，经过综合分析、全面思考而对疾病做出判断的一种方法。问诊是医生诊断疾病最基本、最重要的手段。问诊也是一个增进医患交流沟通、建立积极的医患关系、开展医患合作的过程。通过问诊，医生不仅可以全面了解患者疾病的历史和现状，而且可以掌握患者的思想动态，消除不良影响，增强诊疗效果。另外，问诊也是医生取得患者信任、帮助患者树立战胜疾病的信心与勇气的重要途径。相反，忽视问诊，必使病史采集粗疏，病情了解不够详细。不确切的问诊势必造成漏诊、误诊，甚至造成患者不配合以及患者丧失战胜疾病的勇气等。从一定意义上说，问诊是一门语言艺术。

（一）问诊的注意事项

问诊的注意事项如下：

1. 仔细观察，综合分析

医生在问诊时，要注意选取问诊的场所、问诊的环境以及参与问诊的人员。医生一边问诊，一边注意观察患者的个体化特征，面对不同的患者和需求，必须采用不同的问诊方式和程序。首先，要看是否是急症，如果是急症必须先解除病痛，使患者脱离生命危险，然后再深入了解患者及其健康问题。其次，要了解患者的年龄、性别、外貌特征，由谁陪同就诊等，要把患者体态语作为观察的重点，如观察患者怎么走进来、怎么坐下来，脸部的表情怎样，有无特别的体态语等。另外，医生还应该了解患者的文化程度、职业、经济状况、家庭情况、宗教信仰等，这些因素直接影响患者对就诊结果的期望。医生问诊只有按照患者的期望去做才能取得成功。

2. 称谓得体，体态专业

医生应该注意自己的位置、姿势以及与患者的距离，体现专业性。患者应坐在医生的右边，医生的身体应该稍稍侧向右边，这样有利于双方进行面对面的交流。医生用右手去检查、接触患者比较方便，一边询问一边记录时，感觉比较自然，目光接触比较直接，也有利于调整医生与患者的距离。如果患者坐在医生的左边，医生用右手去检查、接触患者时会很别扭，一边询问一边记录时，医生要不时地斜着眼看患者，会让患者感觉不舒服。医生的身体应该稍稍前倾，眼睛不时地注视患者，传送重视、鼓励、同情、共鸣、关心的信息。同时，应停止一切无关的活动，不能一边接电话一边问诊，更不能一会儿站、一会儿出去，医生与患者的距离应该保持在0.5米左右，太近了双方都不舒服，太远了不利于沟通。

（二）问诊的用语技巧

1. 引导患者叙述病情及切实感受

医生首次接触患者时，患者有不同程度的陌生感，思想比较活跃，情绪可能紧张，所以要从患者感受最深、最易回答的问题问起，如“你感到哪里不舒服”“为什么来看病（住院）”等。这样，可以引导患者叙述病情及切实感受，消除紧张情绪，并能在短时间内营造平等友好的气氛。待患者对谈话环境适应，心情平静后，医生再继续询问发病的原因、特点、规律、治疗情况等一系列需要经过思考才能回答的问题，这样会使患者由易入难地自然诉说病情。

2. 换位思考，少用专业术语

对患者所表述的看法，医生的最初反应不应该是安慰、辩驳或者否定，而应该是给予患者一个“接受性反应”。在我们没有获得足够的信息、没有理解患者的担忧和恐惧之前，如果过早地给予安慰，很可能被认为是无动于衷，或是轻率和随意的表现，这种安慰常常是没有价值的。立即予以纠正的做法会贬低患者观点的重要性，会阻碍患者继续提出自己的观点。医生接受了患者的情绪和想法，就意味着肯定患者有权利这样去想、去感受，即使他们的感觉或担忧是不正确甚至是错误的。但是，接受患者的观点并不意味着我们必须同意患者的想法，医生可以在稍后的接诊过程中，经过适当的考虑，给出正确的建议，并向患者解释为什么他的建议不正确，从而纠正患者的误解。

在与患者交谈过程中，尽量少使用专业术语，否则患者理解起来会很困难，如问“您有尿频吗”，就不如问“您一天的小便次数多吗”等。

有时候，患者很难理解某些医学名词，而且还容易产生负面联想，如有的患者一听自己有“变态反应”就很不高兴，甚至觉得很不光彩，但如果我们把“变态反应”说成“过敏”，把“精神病”说成“脑病”，患者就比较容易接受。

3. 多倾听，重视患者的感受

多倾听，重视患者的感受有如下几点要求：

第一，问诊的重点不在提问，而在倾听。倾听时身体要稍前倾，目光不时地注视患者，不做无关的动作和事情，及时给予反馈，如点头、抬眉、注视，医生可以很认真地说：“啊！真的，这太重要了，接着慢慢说，别着急。”有时还应该重复患者所说的话，以便澄清问题。

耐心倾听有助于良好医患关系的建立。一位具有良好倾听技巧的医生会透露给对方一种信息——“你的意见和感受对我来说是最重要的”，他尊重对方，很容易获得对方的好感。

第二，医务人员应耐心引导患者，与患者顺畅沟通。遇到患者不太明白、不能理解的问题，应及时进行解释、商讨，尽可能与患者达成一致。当患者不知如何表达时，应提供例证、比喻，让患者选择，如患者说摸到身上有一个肿块，很硬，你可以问硬到什么程度，是不是像石头一样。当患者情绪激动时，应表示理解，并转移患者的注意力，与患者交流自己的经历和感受。当患者情绪过于激动，说不下去时，应帮助患者调整呼吸频率，缓慢呼吸，用力吹气。当患者过于紧张时，要用幽默的话题使患者放松。对抑郁或思维缓慢的患者，医生要有耐心，在患者沉默时，用轻轻的话语引导患者。

第三，学会感谢。感谢患者信任你，感谢患者把这么重要的事情告诉你，感谢患者的合作和配合，感谢患者到你这里来就诊。问诊的质量很大程度上取决于医生的观念和心态，如果把患者来就诊看成是麻烦你，把医疗服务简单地理解为做出诊断、开出处方，那么肯定无法保证问诊的质量。如果把患者看成亲戚、朋友，用感激的心态对待患者，与患者交流，那肯定能取得成功。

第四，在医患交谈过程中，医生要细致观察患者的外部行为、面色表情、声音大小、身体姿态等相关特征，并紧密联系患者主诉症状，及时提问有关疾病的症状，全面分析病情，提出鉴别诊断，并为重点部位体格检查提供佐证。如急性胰腺炎发作就诊时，常表现为表情痛苦、面色苍白、大汗淋漓、声音低沉、而急性阑尾炎患者就诊时，则表现为一手按右下腹，步行缓慢、静坐不动、表情淡漠、声音低沉。细心观察患者的行为特征有利于掌握诊断的关键问题。

第五，善意引导，规避心理禁区。问诊要紧紧围绕医疗目标展开，对重要的、关键的主诉要深入了解，对表达不清之处要适当适时提问，对背离获取医疗主题的话题要回避引导，及时插入一些与现症关系密切的问题，将话题转回。只有这样才能在有限的时间内采集到足够、真实的信息，为医生的临床思维提供充实的原始材料。正确的提问不仅要掌握时机，而且要把握语气和语调，尤其是要把握提问的方式。医生面对的是有病之人，身体的病症决定了其心理的敏感，甚至有些久病缠身之人心理上已经变得十分脆弱。对此，每位医生均应自觉意识到，不能因患者对某些认识的不一致而与其争执，更不能因患者的不当行为而与其发生冲突，应善意引导，做好患者心理禁区的规避。在处理医患关系时，要千方百计寻求医患双方的共同点，尽量在最短的时间里使双方由陌生转为熟悉、由疏远转为接受，通过恰当的语言交流引起感情的共鸣，创造一种心平气和、合作互补、共同商量医疗救治方案的和谐气氛。

第六，封闭式问诊和开放式问诊的有机结合。封闭式问诊与集中思维相对应，常常以疾病为中心，以了解与疾病有关的信息为目的。封闭式问诊的提问有可供选择的答案，如“好不好、痛不痛、有没有、是不是”等，常用于问病、问症状和体征、问健康状况等，也可以用于澄清有关问题。封闭式问诊的优点是单刀直入，直接针对需要了解的问题，得到确切的答案，并节省时间，对处理急症患者尤为合适。

开放式问诊的提问没有可供选择的答案，只是引导患者回忆某些方面的情况，完全以患者自己的时间顺序、语言和观念来叙述，不受医生思考范围和思维方式的限制。开放式问诊的优点是没有限制，没有思维定式，能让患者自由发挥，有利于医生了解没有考虑到的一些问题。缺点是患者可能抓不住重点，不知道从何说起，不知道哪些与健康的主题有关、哪些无关、哪些重要、哪些不重要，可能浪费很多时间。开放式问诊与辐射思维相对应，常常以患者为中心，以了解与患者有关的信息为目的。

封闭式问诊与开放式问诊各有特点，医生应视病情采用封闭式问诊或开放式问诊，也可以把两种问诊方式结合起来。

多倾听，重视患者的感受

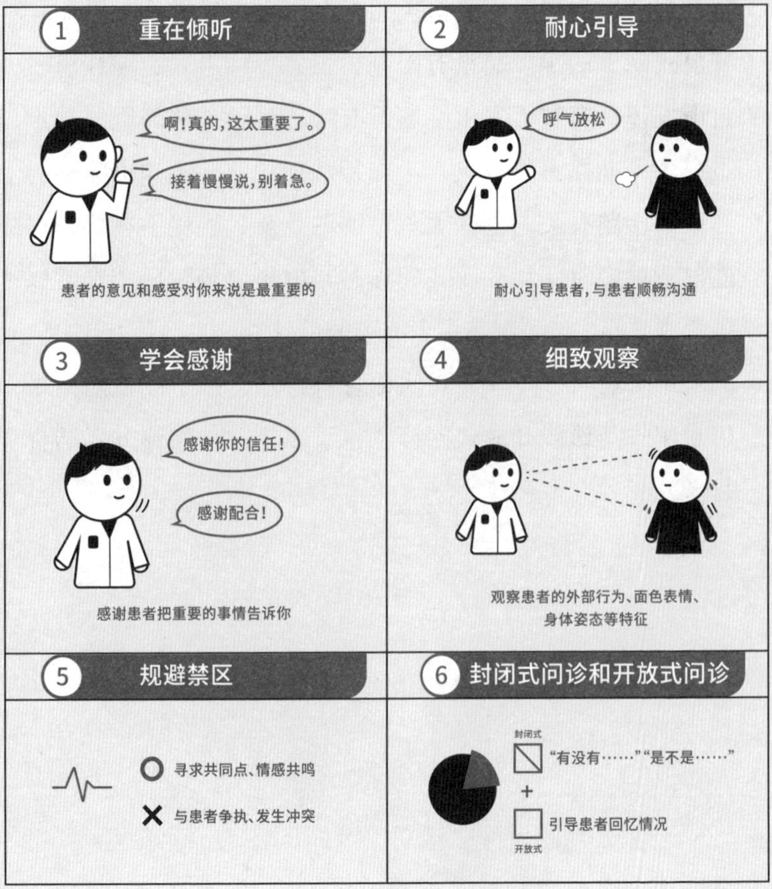
1 重在倾听
啊！真的，这太重要了。
接着慢慢说，别着急。
患者的意见和感受对你来说是最重要的
2 耐心引导
呼气放松
耐心引导患者，与患者顺畅沟通
3 学会感谢
感谢你的信任！
感谢配合！
感谢患者把重要的事情告诉你
4 细致观察
观察患者的外部行为、面色表情、身体姿态等特征
5 规避禁区
寻求共同点、情感共鸣
与患者争执、发生冲突
6 封闭式问诊和开放式问诊
封闭式
"有没有……""是不是……"
+
引导患者回忆情况
开放式

三、问诊开场白

（一）问诊前的用语

问诊前的语言就是开场白，包括起身迎接患者、打招呼、做必要的自我介绍、请患者坐下、询问患者的一般情况，然后寻找自己与患者之间的相似之处，这样可以在短时间内消除患者的紧张情绪，改善医患关系，获得患者的信任和喜欢。例如医生说：“呀！我们还是同乡哪！”“你当过兵啊！我也在部队待过。”“我以前也患过和你相同的疾病，我能理解你的心情。”其实，一个成功的医生往往能够通过观察患者的形体特征和行为特征，预测患者的问题和心情以及对医生的期望，从而抓住患者最关心的问题，一句话就问到患者的敏感点上，让患者觉得眼前的医生特别通情达理，而且经验很丰富，肯定能够有效地帮助他解决问题。

（二）问诊时的用语

“你今天来就诊主要想解决什么问题”“你今天到我这里来的主要原因是什么”“你今天希望我帮助你解决什么问题”“你觉得自己出现了什么问题”，这些问诊都是开放式的，当患者说出主要问题之后，就应该围绕主要问题，根据一定的诊断假设，进行封闭式问诊，这样有利于在短时间内对问题有一个比较全面的了解。例如患者的主要问题是腹部疼痛，那就应该全面了解疼痛的特点、性质，疼痛的起始时间、持续时间，疼痛前是否有诱因，是否有缓解的时候等等。一般来说，医务人员应问主要的症状，症状发作时的体验，症状出现的时间、持续的时间，问题的性质和特点，疾病发生、发展和变化的过程及规律，就医的经过和治疗情况，过去史及系统回顾等。系统回顾不一定通过问诊来完成，也可以采用问卷形式，这样更全面，也节省时间。

问诊的内容主要包括以下几点：

1. 问患者社会背景

- “您是做什么工作的？您觉得您的工作会影响您的健康吗？您目前的症状会影响您现在的工作吗？”
- “您是哪里人？现在住在哪里？”提问内容指患者及其家属来自市内或市外，本省或外省，是否为境外人员等。
- “请问您是公费医疗或医保吗？有些检查或药品是需要自费的，您了解吗？”
- “请问您的个人经济情况怎样？治疗费用可能需要较大数目。”

2. 问就医背景

（1）问患者对就诊的期望

- “您为什么到我这里来看病，为什么没去其他医院或找其他医生？”
- “您希望我为您解决哪些问题？怎么解决？”

（2）问患者的就诊原因

- “您是依据什么情况决定前来就诊的？”
- “您是通过哪种方式来就诊的？”回答内容如网络查询，亲戚、朋友或同事介绍等。
- “您有多个症状，您认为是哪个症状促使您要来就诊的？或者是您最难受的？”

（3）问患者的需要

- “您觉得解除肉体上的痛苦重要，还是解除精神上的压力重要？”
- “您最担心的是什么？”
- “您的安全感受到威胁了吗？”
- “您对我的服务放心吗？您对我们的关系满意吗？”
- “您希望了解自己的问题吗？”
- “您希望更多参与治疗过程吗？”

（4）问患者的疾病因果观

- “您认为自己的问题是怎么回事？”
- “您认为什么原因引发了现在的问题？”
- “您清楚自己健康问题的来龙去脉吗？”

（5）问患者的健康信念模式

- “您平常关注自己的健康吗？您觉得健康有多重要？”
- “您平常在什么情况下才去看病？您是否经常采取预防疾病的措施？”
- “您觉得有必要戒烟、戒酒吗？”

- “您觉得自己的健康问题严重吗？您现在有为自己的健康状况担心、害怕吗？”

（6）问患者疾病的影响和治疗的意义

- “您觉得患病对你的生活产生了什么影响？”
- “您希望自己尽快恢复健康吗？”

（三）问诊后的用语

问诊后，医生可以说：“既然您来找我，我仔细看看病历资料”“这个不是我的专科，建议您挂××专科××教授的号”。

四、中医问诊用语

望、闻、问、切四诊是中医进行诊断的必要手段，即使在辅助检查已基本普及的今天，四诊依然不可替代。四诊合参是中医学诊治疾病的一贯主张，不可偏废。中医问诊的语言，要注重以下几个方面：

（一）边问边辨，辨中有问

在问诊过程中，要以中医理论为指导，边问边辨，边辨边问，诊辨结合，充分运用中医辨证思维方法，在询问中辨证思考，又通过辨证思考而深化问诊内容。例如患者述“发热”，据此考虑到中医对发热的分类有发热兼恶寒者、发热不恶寒者、发热与恶寒交替而作者，于是需进一步询问其是否有恶寒，若有恶寒，且与发热并见，当为表证，再根据表证的分类特征，进而通过询问其寒热轻重以及疼痛部位等加以鉴别。若只有发热而无恶寒，则多为里热证，再根据发热的轻重及类型区别其病性虚实及病变部位等等。辨问结合，层层深入，即可在复杂的病情中把握疾病的本质。

（二）镇定自若，冷静应对

有一些患者，尤其是一些老年患者，他们来到医生面前，一言不发，只是伸出手腕让医生诊脉。医生问他哪里不舒服，他会这样说："你先给我诊诊脉，看看我患的是什么病。"他这样做是要以脉试医。如果医生诊脉后，把他的病情说得符合他自己的感觉，他就认为这个医生水平高，就乐意接受这个医生的治疗。对这类患者，清朝中医名家程国彭在《医中百误歌》中是这样说的："病家误，早失计，初时抱恙不介意，人日虚兮病日增，纵有良工也费气。病家误，不直说，讳疾试医工与拙，所伤所作只君知，纵有名家猜不出。"这类患者来到诊室，气氛可能会有些紧张甚至尴尬。这时医生一定不要流露出为难的样子，要表现出自信、热情。这样患者就会信任你，主动向你诉说病情。医生可以边诊脉边运用望诊、闻诊进行诊查，告诉患者最可能感觉到的症状，或者问问患者吃饭与否，坐车还是步行来院，走了多远的路，累不累，冷还是热，出不出汗，口渴不渴。这样患者就会感受到医生对他的关心同情，可能就把个人情况详细介绍出来了。

（三）开放式提问，启发患者

除了那些一望便知的疾病外，大部分疾病都应运用开放式提问。不要用“是”或“不是”这样的封闭式问诊语言，而要问他“您哪里不舒服”“为什么来看病”，以启发患者用自己的话诉说病情。

五、体格检查用语

体格检查是医生运用自己的感官或借助传统的辅助工具，如叩诊锤、血压计、体温计等，对被检查者进行细致的观察与系统的检查，找出机体正常或异常征象的临床检查方法。在体格检查时，医生与被检查者的沟通虽然不如与住院患者的沟通那么多，但也应注意语言。

（一）语言中体现文明礼貌

来医院进行体格检查的，不一定是患者。医生与他们进行交流时，同样要使用文明礼貌的语言，一要用尊称，二要适当用“请”字，三要注意音量大小，切忌大声吼叫。

（二）语言中表达安慰和关爱

检查过程中，遇到被检查者出现不适、紧张或者其他情况时，应向被检查者做出适当的解释并进行安慰，例如“对于现在正在进行的检查，您是不是觉得不舒服”“不要太紧张”“放松一点，马上就好了”等。若被检查者出现疲劳或是体位不舒适的情况，要安排被检查者进行适当的休息，或建议被检查者采取舒适体位进行检查，可以说“先休息一会儿”“这种体位，是不是让您感觉不舒服”“换个体位，也许您会舒服些”等。在低温条件下进行听诊检查时，医生应先对被检查者说：“对不起，今天天气有点冷，听诊器接触到您的身体时，会有一点点凉。”有这句话垫底，即使有点凉，被检查者也会感到不凉。

第四节

告知用语规范

《中华人民共和国医师法》作出如下规定：

第二十五条　医师在诊疗活动中应当向患者说明病情、医疗措施和其他需要告知的事项。需要实施手术、特殊检查、特殊治疗的，医师应当及时向患者具体说明医疗风险、替代医疗方案等情况，并取得其明确同意；不能或者不宜向患者说明的，应当向患者的近亲属说明，并取得其明确同意。

《医疗机构管理条例》作出如下规定：

第三十二条 医务人员在诊疗活动中应当向患者说明病情和医疗措施。需要实施手术、特殊检查、特殊治疗的，医务人员应当及时向患者具体说明医疗风险、替代医疗方案等情况，并取得其明确同意；不能或者不宜向患者说明的，应当向患者的近亲属说明，并取得其明确同意。因抢救生命垂危的患者等紧急情况，不能取得患者或者其近亲属意见的，经医疗机构负责人或者授权的负责人批准，可以立即实施相应的医疗措施。

这两个法规所体现的原则，就是知情同意原则。

知情同意原则是临床上处理医患关系的基本伦理准则之一。它的基本内容是，临床医师在为患者做出诊疗方案后，必须向患者提供包括诊断结论、治疗决策、病情预后及诊治费用等方面真实、充分的信息，尤其是提供诊疗方案的性质、作用、依据、损伤、风险、不可预测的意外及其他可供选择的诊疗方案等信息，使患者或其家属经过深思熟虑自主做出选择，并以相应方式表达其接受或拒绝诊疗方案的意愿和承诺。在得到患者明确承诺后，才可最终确定和实施由其确认的治疗方案。

一、住院患者病情的告知

患者在住院期间，因病情的特殊出现病情变化，可能危及患者生命时，主管医生应主动与患者或其家属进行沟通，告知患者目前诊疗过程中可能出现的情况、治疗方案的重大调整、后期检查、用药及医疗费用等方面的事宜，充分尊重患者或其家属的意见，取得其对医生诊疗的理解和支持。

（一）告知病情的“度”

近年来，不少法律法规都对知情同意作出了要求，知情同意原则从传统的伦理要求提升为法律规定，但在实际操作中却遇到了种种困难。据悉，由于知情同意而导致的医患纠纷数量明显上升，患者因为不能得到足够的治疗信息或者得到了不该得到的治疗信息，跟医院理论，而医生则为如何把握告知病情的“度”烦恼不已。

现在，关于知情同意原则的规定主要出现在《中华人民共和国医师法》等法律法规中，不过都规定得比较笼统，对于病情究竟是要告知家属还是患者本人，什么情况下可以告知患者本人、什么情况下不可以，用什么方式告知患者病情最合适等问题，都没有进行详细说明，所以，现在的医生要做好知情同意，并没有具体的指导意见可以遵循。

（二）危重患者病情的告知

作为一名医生，难免遇到危重患者，甚至已经司空见惯。但对于患者，重症甚至绝症来临时，内心往往不堪一击，危重患者病情的告知并非一件容易的事。有的医生选择告诉患者家属，有的医生选择委婉地暗示，但是很多时候还是不得不直接说出噩耗，因为无论出于何种目的，都必须尊重患者或其家属权益。

患者或患者的直系亲属对医疗行为的知情、知晓、同意权利是受法律保护的，如重病患者本人无法履行知情知晓同意手续的，医生应将病情详细地告诉患者的直系亲属，或者按照相关法规履行知情告知义务。必须进行紧急手术否则危及患者生命的，也需按照医疗规范流程执行，如上报医院医疗管理部门审批等，避免以后可能会造成的医疗侵权。在告知患者病情时，委婉是必须掌握的原则，例如很多患者不能接受截肢，一旦告知病情会让他们产生很大压力，这样的心理状态会影响手术操作。这时，医生可先与患者直系亲属交代清楚，请亲属一起协助医生履行知情告知义务，如告诉患者义肢也能发挥作用，让患者在心理上逐渐接受。

二、治疗方法和治疗措施的告知

患者在住院期间，根据不同病情，所采取的治疗方法、治疗措施也不同，主管医生应履行告知义务。

（一）手术告知

对于一些外伤、急性外科性疾病拟行手术治疗的患者，主管医生应将手术的目的、方法及可能出现的并发症逐条向患者或其家属说明，并按照现行统一的手术知情同意书格式填写，要求正、反面均要有患者或其家属签字且注明日期。

1. 术前告知的用语

术前医生要到病房探访患者，术前访视能增进患者对手术经过的了解，可以缓解其紧张情绪，促进医患双方在手术过程中密切配合，提高手术的成功率。医生访视患者时要服装整齐、仪表端庄、举止庄重，要详细了解病史，掌握主要病情，同时要正视患者，热情主动向患者做自我介绍，说明访视目的，取得患者信任，以适当方式简单向患者介绍手术的名称、方法，术中的感受，术中可能出现的问题及其处理方案，让患者了解手术的大致情况和适应方法。例如对局部麻醉下进行腹部手术的患者，应该告诉他在牵拉脏器时会有不舒服或疼痛感，但只要尽量放松，或做数次深呼吸，就可以减轻不适感；若仍无好转，麻醉医生可给予止痛药物。根据患者年龄、性别、职业、生活等情况及所患疾病的程度，医生应合理恰当使用通俗易懂的语句。

2. 术前签字时的用语

手术前，主管医生要找患者、患者家属或患者单位领导谈话，并要求他们在谈话记录上签字，这是一种常规制度。通常情况下，医务人员是在征得患者或其家属同意后才执行手术的。患者的承诺和签字说明两个问题：一是说明医务人员尊重患者对自身治疗的自主权，是对患者人格和权利的尊重。手术是以一定的创伤为前提的，患者是否接受这种治疗，自己完全有权决定。只有在紧急情况下，医务人员才能在无承诺签字时进行手术。二是签字意味着患者及其家属对医务人员的无比信任，对医务人员来说也是字字千金、责任重大。

医务人员在与患者及其家属谈话时要注意以下几个方面：

- 实事求是地讲清楚手术治疗的意义、手术的有关情况，特别是手术与麻醉的危险性，以供他们选择。切忌主观片面，既要讲清情况，让患者或其家属心中有数，又要为自己留有余地，千万不能因措辞不当而引起误会。
- 如果患者想知道实情，而家属不愿让患者知道，应在执行保护性医疗制度情况下，满足患者的部分愿望。
- 医务人员说话不能千篇一律。不要向所有的手术患者都讲类似的几句话，谈话要有针对性，既要让手术患者或其家属接受医生的意见，又要把可能发生的问题说清楚。
- 医务人员不能把患者及其家属的签字当作推卸责任的凭据。不能认为有了签字就可以不承担风险、不承担手术的任何责任；有了差错、事故而据此推卸责任是不允许的。
- 承诺，从法律角度讲是防止个别人无理取闹的必要手段。对于某些病情较重、预后较差者，应特别考虑谈话技巧，直接对患者说时可以有所保留，如果对患者家属，就应把问题说透。

3. 术中言谈要谨慎

在手术当中医务人员除了要集中精力进行手术操作外，还要尽量避免言谈，表情、举止也要安详从容，不要给患者造成心理负担。

第一，切不可在非全身麻醉患者面前流露出惊讶、可惜、无可奈何等表情，以免患者受到不良的暗示或知道详细的病情。

第二，手术中医务人员不要讲容易引起患者误会的话，例如“掉了”“断了”“糟了”“穿了”“血流不止了”“伤了××（脏器）了”“做错了”“取不完了”“接反了”等。这样的话语可能会使患者产生误会，特别是非全身麻醉的患者，他们对医务人员的一举一动都会非常认真地体会和思考，当术后发生一些不良情况时，患者常会把手术中听到的话联系起来思考。

4. 术后交谈要全面

手术完毕并不代表一切都平安无事，许多病情复发都发生在术后，如心脏手术后的病情是瞬息万变的，发现问题，正确处理，对保证患者生命安全是十分必要的。术后交谈的注意事项如下：

- 术后医务人员不管如何疲惫，都要耐心细致地与患者家属进行交谈，告诉患者家属手术是否顺利，出血情况如何，患者在术后要观察的主要事项等。医务人员均需重视术后与患者的交谈，或者患者家属对患者病情知情、知晓阶段的交谈。

- 正确指导术后患者的活动，如加强功能锻炼；要告诉颈部手术后的患者防止大出血影响呼吸等。
- 有些术后身心反应严重的患者，虽然手术非常成功，但患者主诉疼痛加强，情绪不稳定。医务人员要给予指导，帮助患者减少“角色行为”，让患者认识到术后病情是逐渐好转的，以增强他们的信心。

5. 特殊手术要反复讲

对一些主要脏器的切除手术，如生殖系统手术、破坏容貌手术、截肢手术等，术前医务人员要反复向患者或其家属讲清手术可能带来的严重后果，并在取得患者或其家属完全同意后才能进行。

对一些新开展的手术，医生要向患者或其家属讲清手术的原理、方法和可能出现的问题，征得患者或其家属的同意。有时可请患者或其家属参加术前讨论会，让患者或其家属意识到医务人员是站在患方角度考虑问题的，从而减轻不安心理，心情舒畅地迎接手术。

对一些整容手术，医务人员要根据条件和可能制定的手术方案进行解释；对不适宜进行整容手术的患者，要耐心解释原委，不可勉强手术。

（二）输血告知

输血，包括输血液成分和血浆增量剂。输血治疗前，先要向患者解释清楚输血的目的、输血的治疗方法和输血的具体作用等。

近年来，国家对血液管理力度明显加大，血液质量管理已纳入法制化轨道。输血前，医生要将所选择的血液品种及输血可能出现的问题告知患者或其家属。

（三）麻醉告知

与需施行麻醉手术的患者或其家属进行麻醉前谈话时，麻醉师应将麻醉的目的、方法及可能出现的并发症逐条进行说明。同时，按照现行统一的麻醉知情同意书格式填写，要求正、反面均要有患者或其家属签字，以及要有是否同意的意见并注明日期。

曾经有一个案例，患者的手术知情同意书签完了，新来的刚毕业不久的麻醉科医生向患者交代麻醉风险，说得结结巴巴，还反反复复着重强调风险有多大。此时，别说患者，就是麻醉科医生自己听了都有点害怕。而患者认为手术是在身上“割一刀”，有风险是自然的，没想到用药麻醉还会有风险，于是非得让这个麻醉科医生保证“没事”才肯签字。

（四）特殊检查治疗告知

需要特殊检查治疗的，在实施特殊检查治疗前，主管医生要认真履行告知义务，将有关情况向患者或其家属讲清楚，包括检查的目的、必要性以及所需费用，并且按照有关规定与患者签订知情同意书。

（五）医保人员的告知

对于参加保险（包括各地医疗保险、工伤保险和各种商业保险）的患者，当要使用乙类药品和医保目录以外的自费药品时，需事先告知患者或患者家属，并填写相应的同意书。

三、重症患者的接待和告知

重症患者一般发病快，疾病来势猛、变化急速，死亡率高且死亡快，同时病情凶险复杂，诊治失误率高，常有异病同症、同病异症的情况，诊断比较困难，一旦误诊错医，后果严重。

（一）注重体态语，避免口语刺激

重症患者一般生活完全不能自理或部分不能自理，对那些精神、肉体受到严重损伤的危重患者，更要耐心地给予照料，细致周到地服务。医生对待重病、久病的人，不能有厌烦情绪，即使患者的家属有厌烦情绪，医生也要一如既往地医治患者，要用实际行动鼓舞患者战胜疾病，绝不能说“这病没法治了”“这病越治越重”等会对患者产生不良刺激的话。

（二）正视风险，勇担风险

由于危重患者病情变化快，加上抢救手段大多具有危险性，因而诊治他们所担的风险就大。医务人员一方面要十分慎重地选择安全有效、风险最小、损伤最小的方案，另一方面也要正视现实，不能一味避免风险。要让患者或其家属明白，虽然病情凶险，但不做积极抢救，病情就会进一步恶化。因此，只要患者有一线希望，就要尽心尽力地抢救。

（三）坚持原则，合理妥协

医务人员要理解患者的心情，在一定程度上给予让步，合理妥协。例如当患者想要知道自己病情的转归时，医生就要尽可能详尽地告诉患者；当患者想用较好的药或认为疗效高的药治疗时，医生要尽量给予满足。当然，这时医生要先分清楚有无妥协的必要，妥协到什么程度、什么时间，如何向患者表示已做出的让步，并让其知道这种妥协何时停止，不能任凭患者无限制地要求。医生在针对患者的治疗情况进行沟通时，要做到让步而不失原则，要符合患者利益、社会集体利益和医学原理，否则就是失职行为。例如当患者要求回家死亡或不让救治时，医生就要反复陈述利害，使他放弃这种想法，如果医生做了说服工作后，患者及其家属仍坚持己见，并愿意承担由此引起的后果，医生就要让其签字，以免发生纠纷。

（四）通知家属，配合工作

患者一旦有生命危险时，应立即报告，并通知患者的家属或单位，让他们到医院来，使他们看到对患者的抢救过程，同时向患者家属通报治疗情况，不致怀疑患者死得不明不白。另外，应将患者的贵重物品及时向患者家属或单位人员当面点清。如果患者家属或单位人员不在场，医务人员要实事求是地向他们通报有关情况。

（五）讲明理由，适时停止抢救

对濒死患者，只要是不可逆转的，就必须及时告诉患者家属，以便在停止抢救时能得到患者家属的理解。

（六）理性对待危重濒死状态患者家属的决策

对于危重濒死患者，家属会依据自身实际情况做出决策，医务人员应该理性对待，尊重亲属的决策，但也应当依法依规保护患者的合法权益，确保所有的医疗行为是符合诊疗规范的。特别要注意，我国目前未执行“安乐死”政策，如有家属提出为患者“安乐死”的要求时，应耐心解释，委婉拒绝。

四、转科、转院的告知

对本科不能治疗的专科疾病，因病情需要转科或转院的患者，主管医生应告知患者及患者家属，并书写转科、转院记录。医院因限于技术和设备条件，对不能诊治的患者需转外院，经科内讨论后由科主任提出，外院会诊后同意转院，上报医务部。转院时，病区床位负责医师应征求患者或其家属意见，交代注意事项（必要时需与患者单位联系），做好病程记录，让患者家属签字。

五、临终患者的告知

大部分临终患者都知道自己即将去世，他们从别人对自己注意力的改变、不同的对待方式、讲话音量的降低、亲戚的泪水、家人紧绷的脸等，已经意识到自己将不久于人世。此时，如何告知病情，就成了一个重要问题。

社会普遍的现象就是：患者得了绝症，亲友与医务人员绝口不提，隐瞒到底；或是医生愿意对患者开诚布公，却受到患者家属的制止；或是患者、患者亲友及医务人员都心知肚明，可是都不愿意说出这个残酷的事实，于是大家就相互伪装演戏。结果是，每个人都非常孤独焦虑，不能互相分享心事，吐露心声，临终患者也无法适时表达心愿或交代后事。

对患者隐瞒病情，将会使他无法参与切身的医疗决定，临终患者如果对病情进展毫不知情，如何要求他决定采取积极或消极的疗法？如果患者没有被告知实情，他怎能为自己的临死做准备呢？何况他知道你明知不言，会使他内心更猜疑、更迷惘、更不安。让他知情可使他预先处理遗产、完成心愿、交代后事等，有助于患者身心放下、安详离世。但是，当患者还没有心理准备、还不能接受之时，就贸然地告诉他，可能会适得其反，使他产生震惊、愤怒、忧愁、灰心等情绪。因此，临终患者病情的告知，需要把握以下几点情况：

（一）告知时间

什么时机与患者谈论病情最恰当？一般而言，应让患者主导，例如当患者主动询问时，或患者用隐喻含蓄表达要交代遗愿或后事时，或病情有变化时。此时，医务人员可引导他表达更多他内心的所思所感，切勿中断与患者的交谈，也不要岔开话题，要静静聆听，以关怀接纳的态度，让患者感觉到被尊重、被了解，这样他就会将埋藏在心底的感觉或想法倾诉出来。我们可能会惊讶地发现，问题的解决最重要的是让患者孤独许久的情绪释放出来。

（二）告知对象

什么人是最恰当的告知病情者？最恰当的告知对象是临终患者所信任的人。

（三）告知地点

告知病情的地点应该选择具有隐秘性、不受干扰、舒适安全的环境。一般而言，需要有温馨的气氛，使得病患在沟通时身心轻松，能较真实地表达内心想法。

（四）怎样告知

告知病情时，医生应态度中肯、语气温和、神情自然，保持大约手臂长的距离，在他身侧约45度的角度，高度比患者略高，眼睛可轻微朝下。当患者静默时，医务人员不要急着说话，要耐心等待，待他反应后，再谈下面的内容，同时，在告知病情时要小心谨慎。

（五）告知什么

临终患者的病情告知，并非宣判死刑，而是必须依照患者个性，视患者反应适当地告知。告知病情，不是将一堆实情塞给患者，而是看患者的需要。患者需要的可能是表达他心中的怀疑，或表达对死亡的害怕，或担心被家人遗弃，或担心造成家人负担，或担心家人生活，或表达对治疗效果的疑问，等等。

第五节 诊疗过程中体态语规范

在临床诊疗实战中，医生的体态语既不是从医学语言系统中剔除出来的剩余部分，也不是对医学语言系统的额外补充，是为补偿疾病诊断中口头语言的不足所不可缺少的行为。这种补偿的作用，可以通过主观能动，即有意识的行为来实现，也可以通过客观被动，即无意识或下意识的行为来实现。这种行为是临床疾病的诊疗语言活动中具有帮助诊断功能的重要部分。

一、得体的面部表情

面部表情属于态势语言的一种，常清楚地表明人的情绪，且反应极为灵敏，能迅速、全面、自由地传达各种语言信息。它是体态语中重要的组成部分，可以说是最直接、最丰富、最逼真、最形象、最易获得的体态语。无论是病理、生理还是心理感受，都会从面部表情、目光神色中自觉或不自觉地表露出来。

（一）亲切的目光

与患者交流时，医生要用亲切的目光注视患者，切忌斜视等具有瞧不起之意的目光，问诊时切忌顾左右而言他。

（二）得体的眉语

与患者交流时，医生的眉毛应处于自然状态，不要有意挤眉，尤其当诊断疾病发现疑难情况时，应该注意控制眉毛，切忌有意无意地皱眉。

（三）恰当的微笑

微笑是一剂良药，医生与患者交流时，应面带微笑。当然，医生的微笑要注意以下三点：

- 微笑要真诚，切忌皮笑肉不笑。
- 微笑不是大笑，切忌给患者造成误解。
- 处于悲痛的氛围时，应表情庄重，一般不要微笑。

二、恰当的动作语言

（一）自然的手势语

手势语是一种使用范围很广、表现力很强的体态语。手势语可以传达比较复杂的情感，可以独立进行思想的交流。以手势配合口语，是医患交流中常用的体态语之一，可提高表现力和感染力：可使患者的视觉系统受到信息刺激，加深印象，可以使感情表达更为强烈，对事物的描绘更加形象生动。

（二）恰当的触摸

触摸也是一种具有重要作用的体态语。例如患者高热时，医务人员在询问病情的同时，用手触摸患者前额更能体现关注、亲切的情感；当患者在病房或诊室等场所大声喧哗时，做食指压唇的手势凝视对方，要比以口语批评喧闹者更为奏效；当患者诉说腹部不适时，医生在询问病情的同时，以手触摸不适处，患者会感到被关心、被重视。又如产妇分娩时，医生握住产妇的手，给予坚定的目光，嘱其深呼吸，同样会产生好的效果。应该说明的是，医生触摸患者是一种安慰患者或诊断疾病的触摸，切忌心存邪念，触摸不应该触摸的敏感部位。

三、得体的坐姿

坐姿是医生问诊时常用的一种人体姿势。与患者交流时，医生要有得体的坐姿，即将臀部接触坐具，双脚平放，上身微向患者前倾，头部自然，眼睛平视，切忌跷二郎腿，切忌上身后倾，切忌伏在桌面上，切忌旁若无人地将腿放在桌子上。

此外，医生问诊时还应注意界域语。医生问诊时，一般应保持最小的社交距离，为方便诊断，应采用个人距离甚至亲密距离。

第六节
专科文明用语

在医疗机构，需要与患者频繁接触的人群类别主要有医生群体，护理群体，医技群体、收费引导保障群体等，鉴于工作内容的不同，医务人员与患者或其家属的交流沟通内容、模式虽都需要体现善意与温度，但在具体实践中还是各有特色的。

一、护理文明用语

（一）语言规范基础要求

- 在工作时间，或学术交流及各种会议上，提倡使用普通话。

- 用语文明礼貌，耐心诚恳。
- 提出请求，“请”字在先；获得帮助，及时致谢；打扰别人，诚心道歉；首问负责，及时解答。

（二）与老人交流时的基本用语

与老人交流时的基本用语包括“请”“您好”“谢谢”“对不起”“请原谅”“不客气”“谢谢合作”等。

（三）入住接待用语

入住接待用语包括：

- “您好！欢迎您来我科室入住治疗。我是管床护理×××，今后您有什么事可以找我，由我负责您的护理工作。”
- “请您先测体重。”
- “您被安排在×层的×××（房号），我带您过去。”
- “您的主管医生是×××，他很快就会来看您。”
- “您有什么要求，请告诉我们，我们将尽量帮助您。”

（四）对老人称呼

称呼时，要和蔼可亲。对老人可使用“×大爷（大伯）”“×大娘（大婶）”“×师傅”“×爷爷（奶奶）”等尊称。

（五）赞赏语

当老人配合你护理时应及时给予赞赏，如“真不错”“对极了”“非常好”等。

二、影像诊断用语

（一）影像诊断学科服务礼貌用语

影像诊断学科服务礼貌用语如下：

- “您好，请脱鞋进来，头朝里躺在床上。”
- “您好，请去掉身上金属异物，金属异物会影响对疾病的诊断。”
- “小朋友，请不要动，只有几分钟，不要害怕。”
- “您的结果大约×小时后出来，请您过×小时后再来取结果。”
- “您好，您的小孩不太配合，请先镇静，等他入睡后再做CT。”
- “请问您是孕妇吧？X射线对胎儿有影响，请不要在此处逗留。”

称呼要用尊重和亲切的语言，视患者为亲人，如称呼“爷爷”“奶奶”“大叔”“大哥”“大姐”“阿姨”等；遇事要客气上前，常用如“您好”“请问”“请进”“请坐”“请稍等”“您贵姓”“谢谢”“对不起”“没关系”“请慢走”等。

（二）影像诊断学科服务礼貌用语使用规范

影像诊断学科服务礼貌用语使用规范如下：

- 电话是医院工作人员与社会交流的窗口，电话交流时文明与否，直接关系到个人和医院的形象，请在接电话时使用礼貌用语，如“您好，放射科”“请问找哪位……请稍等”等。

- 接待患者时说：“您好！请将检查单交给我登记，看看您是做什么检查。”
- 透视医生应讲：“阿叔，请您把有纽扣的上衣脱掉，站好，请按我的要求做。”
- 透视完毕后，医务人员应讲：“好了，请您下来，把衣服穿好，稍等片刻，等报告写好了，我会通知您的。”
- 患者在取报告时，医务人员应讲：“您是××阿叔吗？这是您的检查结果，请您把报告交给医生。”
- 在摄片时，医务人员应说：“请您站好（或躺好），不要动，注意听我的话，按我的要求去做。”
- 摄片结束后，医务人员应说：“请您把衣服穿好，稍后请到登记窗口取报告。”
- 需要新摄片时，医务人员应讲：“阿叔，对不起，由于……，需再添摄一张。”
- 当患者或其亲属请求帮助或遇到困难时，医务人员要主动说“有什么困难吗”“我能帮助您吗”等；工作忙时，医务人员要说：“请稍候，我马上就来。”
- 当患者或其家属提意见时，医务人员应说：“××大叔，不用急，也不要生气，请您坐下来慢慢说。”如果患者或其家属反映的情况是正确的，医务人员应说："您的意见我们诚恳接受，我们会将您的意见转告给有关同志和部门。谢谢您的关心和帮助。"

三、药学服务用语

药房工作人员文明用语包括：

- "请先到收费处交钱，然后来取药。"
- "请您把缴款单给我。"
- "这是您的药，请拿好。"
- "这是注射药，请到注射室去注射。"
- "服药期间请不要吃生冷、油腻和不易消化的食物。"

四、收费窗口用语

收费窗口服务具有如下规范：

- 收费员统一穿着医院隔离衣上岗。服装整洁合体，扣子齐全，并佩戴胸牌，窗口前必须挂收费员服务牌。
- 收费员发型应与本人气质脸型相适应，头发梳洗干净整齐，不能梳奇异发型。
- 女收费员淡妆上岗，饰品不能夸张，染发应接近本色。
- 姿态应当大方、得体。
- 坚持微笑服务，做到亲切自然，服务时严禁面无表情、目无精神。
- 与患者交谈时神情集中，语言亲切。

- 坐姿要自然，腰板要挺直，工作时间不能斜坐、躺坐或伏在收款台上。
- 禁止说下列话语，例如“还没上班，等上班再说”“不知道”“不清楚”“已经说过了，怎么还不明白”“不是我的事，有意见去找领导吧”“结账了，下班了，不能办了”等等。

参考文献

[1] 耿庆山. 医事法律500问 [M]. 北京：中国法制出版社，2014.

[2] 曹石珠，唐伟军.实用医疗语言学 [M].上海：复旦大学出版社，2012.

[3] 申卫星. 医疗纠纷预防和处理条例条文释义与法律适用 [M]. 北京：中国法制出版社，2018.

[4] 潘小炎，赵邦. 医患沟通 [M]. 北京：科学出版社，2019.

[5] 庄一强. 医患关系思考与对策 [M]. 北京：中国协和医科大学出版社，2007.

[6] 唐海洲. 医疗告知与医患纠纷防范实用指南 [M]. 哈尔滨：黑龙江人民出版社，2006.

[7] 周英. 护理心理学 [M]. 北京：中国协和医科大学出版社，2013.

[8] ROLLNICK S，MILLER W R，BUTLER C C. 医务工作者动机访谈 [M]. 洪霞，魏镜，译. 北京：中国轻工

业出版社，2015.

［9］CORMIER S，NURIUS P S，OSBORN C J，等. 心理咨询师的问诊策略［M］. 张建新，等译. 北京：中国轻工业出版社，2009.

［10］姚树桥，杨彦春. 医学心理学［M］. 北京：人民卫生出版社，2013.

［11］王锦帆，尹梅. 医患沟通［M］. 北京：人民卫生出版社，2018.

［12］陆林，王高华. 新型冠状病毒肺炎全民心理健康实例手册［M］. 北京：北京大学医学出版社，2020.

［13］姜学林.医疗语言学初论［M］.北京：中国医药科技出版社，1998.

［14］国家卫生健康委员会.关于印发医疗质量安全核心制度要点的通知：国卫医发〔2018〕8号［A/OL］.（2018-04-21）［2022-09-20］.http://www.nhc.gov.cn/yzygj/s3585/201804/aeafaa4fab304bdd88a651dab5a4553d.shtml.